Friedrich P. Graf

W0108306

Homöopathie
für Hebammen und Geburtshelfer

3. Teil
Schwangerschaft und psychische Störungen

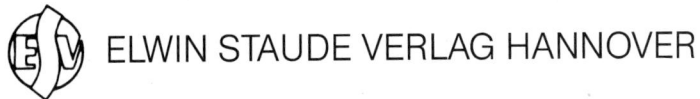

ELWIN STAUDE VERLAG HANNOVER

Copyright by Elwin Staude Verlag, Hannover, 1990
Satz: O&S Satzteam, Hildesheim
Druck: B & W Druckservice, Hildesheim
ISBN 3-87777-045-2

Inhaltsverzeichnis

Vorwort

3. Teil

Klassische Homöopathie in der Gynäkologie und Geburtshilfe zielt ab auf eine Einzelmittelgabe, die aus dem Erkennen des zugrundeliegenden persönlichen Konfliktes, der „Essenz" des Falles, der Absicherung durch Leit-Symptome und Modalitäten, der Gesamtheit der Symptome und dem Wissen um den Stand der aktuellen Pathologie und deren Beziehung zu der Arznei gefunden wurde. Wenn sorgfältig eine Arznei gewählt wurde, muß der Verlauf den Erfolg bringen.

Daher zunächst eine Theorieergänzung über die Zeit *nach* der korrekten Arzneigabe: die erste Reaktion und die 2. Verordnung.

Wenn die Bedeutung dieser Vorgänge klar geworden ist, kann eine zunehmend tiefere Pathologie, wie die der psychischen Störungen und bedrohlichere Situation (wie die der Blutungen), erfolgreich behandelt werden. Viele Beschwerden und Gefahren der Schwangerschaft können nun „personotrop" (persönlichkeitsgerecht) gelöst werden. Kleine Mittel können hilfreich sein, die zu den Themen „Übelkeit", „Erbrechen", „Blutungen" und „Abort" erwähnt werden.

Die Betrachtung der Arzneibilder zielt ab auf die Absicht, ernste und bedrohliche Gefahren für die Frau und ihr Kind abzuwehren.

Viele Beschwerden in der Schwangerschaft, wie Sodbrennen, Rückenschmerzen, Verdauungsstörungen, kleine Infekte usw., erfordern nicht sogleich eine Arznei-Therapie.

Hier ist zunächst das ganze Spektrum der allgemein pflegenden und stützenden Maßnahmen diätetisch, physio-(und evtl. auch psycho-) therapeutisch ausreichend.

Homöopathie sollte von Anfang an den Ernst der Lage berücksichtigen und erst nach Entwicklung deutlicher Symptome erfolgen unter dem nun schon mehrfach erwähnten Grundsatz: ohne deutliche Indikation keine Arzneitherapie.

Mühlheim/Baden im Januar 1990   Dr. med. F. P. Graf

Arzneireaktion

Sicher ist die Auswahl der ähnlichsten Arznei zunächst eine heikle und bedeutende Entscheidung: Sie mag im Kreißsaal noch recht leicht fallen, im Wochenbett und danach oder in der Schwangerschaft wird zur Überwindung einer krankhaften Störung eine umfangreichere Fallbearbeitung notwendig sein. Recht schwierig wird jedoch die Folgeverordnung, nachdem eine Arznei zunächst gut geholfen hat. Verschiedene Fragen müssen dann berücksichtigt werden, bevor eine neue Entscheidung fallen kann. Wohlgemerkt: es geht hier um eine „saubere", nach den Grundsätzen von S. Hahnemann durchzuführenden Ein-Mittel-Homöopathie, und die einzelnen Entscheidungen müssen insbesondere bei Hochpotenzgaben (C30 und höher) und bei Behandlungen von psychischen Störungen gut überlegt getroffen werden. Dies gilt insbesondere bei Behandlungsbegleitungen von chronischen Krankheiten, bei der meist Mittelabfolgen angezeigt sind.

Aber jede Hebamme/jeder Geburtshelfer oder auch „Organfachmann" wie Gynäkologe, die in einen Lebensabschnitt einer Frau homöopathisch hineintherapieren, müssen davon ausgehen, daß eine *ganzheitliche* Mittelentscheidung getroffen wurde und folglich auch eine ganzheitliche Reaktion stattfinden wird. Dabei kann es dann zu fachgebietsfremden Arzneireaktionen kommen, wie Hautausschlägen, Sekretsteigerungen, Stoffwechselproblemen usw., die beurteilt werden müssen im Rahmen des Gesamtgeschehens und als durchaus wünschenswerte Erstreaktionen zugelassen werden sollen. Aber wie verfahre ich dann weiter ist die große Frage, die die „2. Verordnung" behandelt, nachdem eine gewählte Arznei endlich (vielleicht nach einigen Fehlversuchen) und eindeutig gewirkt hat.

Vergleiche hierzu auch die sehr gute Darstellung bei Vithoulkas, Wissenschaftliche Methode der Homöophatie Seiten 232–244.

Die 1. Frage, die wir klären müssen ist:
Hat die Arznei Heil-Reaktionen auslösen können? Liegt überhaupt eine Wirkung vor?
Hierzu folgende Möglichkeiten:

I. Reaktionen auf die richtige Arzneigabe

A: Erstreaktionen (E. R.)
1. die typische Erst-Reaktion
2. die langanhaltende Erst-Reaktion

3. die heftige Erst-Reaktion
4. Erst-Reaktion bei supersensiblen Patienten – die Q. Potenzen –

B: Auftreten alter Symptome
– Hering'sche Regel –

C: Nebensymptome
– (AMP) Arzneimittelprüfungssymptome

D: Sonderfälle
1. keine Erst-Reaktion
2. Besserung vor Verschlimmerung
3. Erst-Reaktion mit zu kurzer Besserung

In der „Einführung" wird deutlich beschrieben, wann wir von einer klaren Mittelwirkung ausgehen können: es sind die physiologischen Erholungsvorgänge (insbesondere Schlaf), die wieder stattfinden. Die allgemeine Stimmungs- und Energielage muß deutlich besser werden und natürlich müssen sich die wahlanzeigenden Symptome verändern. Ein sehr günstiges Reaktions- wie auch prognostisches Zeichen ist die sogenannte

A: Erst-Reaktion

1. Die typische Erst-Reaktion
bedeutet, daß die Patientin am empfindlichen Punkt ihrer Störung (das ist das Erstarrtsein und verharren in der Krankheit/ in den Krankheitssymptomen/ im Symptomenbild) berührt, gereizt und bewegt wurde und ihre Abwehrkräfte sich nun auf die Überwindung konzentrieren. Aus der spezifischen Anregung erfolgt die (Heil-) Reaktion, aktiv und energiefordernd, bisweilen akut und heftig.

Diese Erst-Reaktion wird wünschenswerterweise in chronischen Krankheitsphasen sichtbar. Bisweilen wird auch der Begriff Erstverschlimmerung verwendet, weil die Patientin für ihr Empfinden zunächst noch kränker wird. Die „günstigen" Effekte sind die akut sich verstärkenden Krankheitssymptome und wahlanzeigenden Symptome mit der Chance der Überwindung in der Folgezeit.

Diese Erst-Reaktionen können kurz oder lang anhaltend, heftig oder schwach sein (aber auch ganz ausbleiben) und sind abhängig von der Energielage, der Lebensphase, der Krankheit, der Empfindlichkeit sowie auch von der Arznei und der Potenzhöhe. Ein differenziertes Folgeverhalten ergibt sich aus den verschiedenen Umständen für die Behandler.

Grundsatz:
Erst-Reaktionen sind wünschenswert, in der Regel harmlos, wenn auch heftig, im günstigen Fall 1–3 Tage anhaltend und sollen ungestört ablaufen.

Maßnahmen:
keine Arznei! Bettruhe, physiologische Vorgänge unterstützen, Kaffeeverbot!

Hinweis:
Die Anfänger sind von den Erst-Reaktionen oft stark beeindruckt und neigen – in bester Absicht für die Patientin – zu Arzneiwiederholung/Arzneiwechsel oder gegensteuernden schulmedizinischen Maßnahmen mit dem Ergebnis, daß die Pathologie immer problematischer wird und die Aussicht auf Heilung schwindet!
Das Gewährenlassen der Reizreaktion (durch die Arznei) und das sichere Einschätzen, daß eine harmlose, typische Erst-Reaktion im Sinne der Symptome (= Bedeutung der guten Anamnese und Symptomen-Auflistung!) vorliegt, machen geradezu das Wesentliche der Homöotherapie aus. Berauben Sie sich nicht Ihres Erfolges, üben Sie geduldiges Zuwarten, und erleben Sie die Kraft der „kleinen" Reizmittel.
Wir können jetzt verschiedene Abweichungen vom Optimum beleuchten:

2. Die langanhaltende Erst-Reaktion (abgekürzt E.R.)

kann bis zu 14 Tagen anhalten. Die Beurteilung fällt schwer, wenn keine Erholungstendenz sichtbar wird.

Maßnahmen:
Wenn die Patientin dies gut toleriert und keine klinischen Gefahren (Abortgefahr, vorzeitige Wehen etc.) vorliegen – *abwarten ohne* Maßnahmen.
Langanhaltende Erst-Reaktionen können typischerweise bei Arzneien wie Silicea, Graphit, Calcium carb. und anderen auftreten, dort wo wir einen Mangel an Lebenswärme/Reaktionskraft und eine Neigung zur Schilddrüsenunterfunktion beobachten. Die Reizbeantwortung erscheint uns aus dieser Einschätzung deutlich reduziert.

3. Die heftige E.R.

Je höher die pathologische Spannung in der Patientin ist, um so heftiger wird die erste Reaktion auf unsere passende Arzneigabe sein. Im Laufe der Jahre und mit wachsender Erfahrung lasse ich jede günstige E.R. ohne Maßnahmen ablaufen, da ich beobachtet habe, daß diese für den Organismus ertragbar sind und nichts Folgenschweres verbleibt.

Maßnahmen:
– entweder keine! Sicher die beste Lösung!
– oder in Einzelfällen möglich: die nächsthöhere Arzneipotenz folgen lassen (nur bei bedrohlichen E.R.)
– oder falls E.R. unerträglich: antidotieren! Zwischengaben von Nux vomica oder andere homöopathische Antidots (siehe später)
– oder mit schulmedizinischen Mitteln milde Linderung/Dämpfung ermöglichen

Hinweis:
Mitmenschliche Nähe und Mitgefühl oder gesellschaftliche Zwänge treiben uns rasch zu Maßnahmen, zumal in unserer Zeit die Leidenstoleranz sehr niedrig ist. Die Prognose insgesamt ist jedoch entscheidend besser, wenn keine Maßnahmen erfolgen.

4. E.R. bei supersensiblen Patientinnen

Nur bei supersensiblen Allergikern, bei lebenskraftgeschwächten chronisch Kranken (Krebspatienten, Autoimmunkranken und bei Patienten mit Dauermedikation) müssen heftige E.R. vermieden werden, weil keine ausreichende Kraft zum Abfangen der E.R. vorliegt. In diesen schwerkranken Sonderfällen spielt die Arzneipotenzhöhe wie auch die Verabreichungshäufigkeit eine Rolle.

Maßnahmen:
Von vornherein ein Therapiekonzept entwerfen, alle täglich eingenommenen Arzneien belassen und erst sukzessive mit Stabilisierung allmählich ausschleichen.
Geeignete Potenz: Q-(quinquagintamilia) = Fünfzigtausender-Potenzen, auch als „LM" bezeichnet: kontaktieren von 500 Globuli mit 1 Tropfen der Stammlösung (< 4), dann 1 Globulus in 100 Tropfen üblichen Alkohols aufgelöst, 100 mal verschüttelt und mit 1 Tropfen wieder 500 neutrale Globuli kontaktiert usw. (rechnerisch 1/100 x 1/500 = 1/50000). Von Q-Potenzen (rein verdünnungsmäßig entspricht eine Q-1 in etwa einer C5 und eine Q-30 einer C70) wird 1 Globuli in etwas Wasser aufgelöst und nach „Verklepperung" 1 Teelöffel in ein zweites Wasserglas gegeben und hiervon dann 1 Teelöffel einnehmen. Bei Verträglichkeit um einen weiteren Teelöffel steigern. Sie sehen hieran, wie stark abgeschwächt die Arznei

9

verabreicht wird, gerade um unerwünschte heftige Erst-Reaktionen zu vermeiden. Die Entwicklung dieser Potenzen geht auf S. Hahnemann zurück, als er über 80jährig in seiner Pariser Praxiszeit (um 1840) – bei bester Gesundheit – das Problem der gewaltigen Erst-Reaktionen auf hohe C-Potenzen lösen wollte.

Die Q-Potenzen können der Reaktionslage der Patientin wunderbar angepaßt werden.

Während der Schwangerschaft können Bedingungen vorliegen, die ein behutsames Vorgehen nahelegen.

Hinweis:
Der Nachteil der Q-Potenzen ist deren Wirkungsbeurteilung: Wo viel passiert, können wir deutlicher entscheiden (C-Potenzen). Wenn sich die Situation nur schleichend und subtil verändert (aufgrund milder Reizwirkung), kommen wir schnell in Nöte: Wie häufig geben, wie stark verdünnt, und immer wieder dann die Unsicherheit, ob die gewählte Arznei zu einer Reizbeantwortung führt! Daher empfehle ich lieber Einzelgaben von C-Potenzen und abwarten – und nur in den besonders gelagerten Fällen auch an die Q-Potenzen zu denken.

Die Wahl der Arzneipotenz ist an dem Ausmaß der Heftigkeit der E.R. beteiligt, so daß diese Entscheidung allmählich eine Frage der Persönlichkeit des Therapeuten wird.

Wenn eine falsche Arznei gegeben wurde, finden wir die Umkehrung von dem bisher Erwähnten:
– E.R. über 14 Tage sind sehr verdächtig (im richtigen Falle müßten zumindest die zentralen Funktionen [Gemüt/Stimmung, Energie etc.] besser werden oder die Patientin sollte angeben: „aber sonst fühle ich mich deutlich wohler".)
– E.R. *ohne* nachfolgende Besserung
– Auftreten oder Verschlimmerung von schwerwiegenden oder lebensbedrohlichen Symptomen

Maßnahmen:
Neue Fallaufnahme bzw. nochmalige Überprüfung der wahlanzeigenden Symptome (bzw. und selbstverständlich sofortige Maßnahmen zur Abwendung von Gefahren [unterlassene Hilfeleistung!]).

B: Nach der Arzneigabe kommt es zu einem Ausbruch alter Symptome!

Aus der Fallaufnahme ist uns die homöopathisch bedeutungsvolle Biografie bekannt. So können wir in der Regel scheinbar neu auftretende

Symptome genau identifizieren und z. B. als Stufen einer früher durchgemachten Unterdrückungstherapie erkennen (alte salbenbehandelte Ekzeme, unterdrückter Husten, unterdrückte Schleimhautreaktionen etc.). Typischerweise bringt der Organismus diese Symptome wieder hervor. Zur Beurteilung, ob hier eine positive Entwicklung anfängt, hilft uns die sogenannte *Hering'sche Regel*, die nach Constantin Hering (großer amerikanischer Homöopath [1800–1880]) benannt ist: „Krankheiten verschwinden bei echter Heilung
– von oben nach unten
– von innen nach außen
– und in umgekehrter Reihenfolge ihres Vordringens bzw. ihrer Entwicklung".

Maßnahmen:
Wenn dieser Ablauf gewährleistet ist, brauchen Sie in der Regel nur zu warten, denn der Organismus reagiert sinnvoll und richtig. Sollten die alten Symptome zu lange anhalten, können Sie, sofern Sie feststellen, daß sich nichts mehr verändert, die gleiche Arznei in derselben Potenz wiederholen.
Eine umgekehrte Heringregel bedeutet immer: Falsche Arznei und muß zur Neuwahl führen. (Problem der Unterdrückung durch homöopathische Behandlung.)

C: Auftreten von Nebensymptomen

Wir müssen grundsätzlich bedenken, daß der für die gewählte Arznei empfindliche Mensch Arzneiprüfungssymptome entwickeln kann. Aus dieser klinischen Erfahrung können wir neue Informationen über die Arznei erhalten. Es sind Symptome, die die Patientin vorher nicht kannte. Dies tritt gern ein, wenn die Arznei in wiederholten Dosen verabreicht wird. Es gilt dann zu prüfen, ob sich trotzdem am Gesamtbild etwas in positiver Richtung verändert hat.

Maßnahmen:
Keine, die Prüfungssymptome klingen in der Regel wieder ab. Eine Wiederholung der Arzneigabe später sorgfältig abwägen.
Wenn die Nebensymptome ohne Veränderung der Krankheitssymptome erscheinen, liegt eine falsche Arzneiwahl vor.

D: Sonderfälle bei richtiger Arznei

1. Keine E.R.: Diesen Verlauf können wir bei Patientinnen sehen, die keine schwerwiegende Schädigung haben. Wenn danach Genesung erfolgt, handelt es sich um die „perfekteste homöopathische Heilung". Das richtige Mittel in der richtigen Potenz.

Maßnahmen:
Abwarten.

2. Eine anfängliche Besserung geht der Verschlimmerung voraus. Dieser Verlauf wird ungern gesehen, denn er bedeutet entweder, daß das gewählte Mittel nur oberflächlich palliativ hilft und wir nicht das Simillimum eingesetzt haben, oder die Patientin ist unheilbar und die Krankheit zu weit fortgeschritten.

Maßnahmen:
Mittelwahlüberprüfung, weitergehende klinische Diagnostik, Ergänzungstherapie?

3. Normale E.R. und nur kurz anhaltende Besserung.
Beim Einsatz von Hochpotenzen erwarten wir eine langanhaltende Besserung. Wenn diese wider Erwarten kurz ist, muß eine Störung vorliegen, die von der Patientin bewußt (Kaffeekonsum, Drogen) oder unbewußt (Bedingungen des persönlichen Umfeldes/Beziehung) herbeigeführt wurde bzw. hinzugekommen ist.

Maßnahmen:
Überprüfung der Gewohnheiten, insbesondere bezüglich Antidotierung und deren Eliminierung. In der Regel kommt es dann zu einer Stabilisierung. Eventuell muß jedoch das Mittel in gleicher Potenzhöhe wiederholt werden.
Bei den unbewußten Störfaktoren kann Psychotherapie notwendig werden. Die Lösungsmöglichkeiten für den Homöotherapeuten sind eher beschränkt.
Nachdem die ersten Ereignisse auf die Arzneigabe abgeklungen sind, sollen wir den sich selbst ordnenden Kräften in der Patientin so lange wie nur möglich Eigenentwicklung lassen. Jede Arzneigabe zum falschen Zeitpunkt kann den ganzen Fall verderben oder komplizierter machen.

II. Die 2. Verordnung

A ——— Plazebo

B ——— dasselbe Mitel

C ——— Intermediärmittel

D ——— ein anderes Mittel

   1. ohne Bezug zum 1. Mittel

   2. ein Komplementärmittel

   3. ein Antidot

Zwar werden neue Treffen vereinbart, Termine gesetzt und es können gar Intermediärerkrankungen (meistens akute Infekte oder Unfälle) auftreten. Es gilt dennoch der Grundsatz: Verkneifen wir uns jede 2. Arzneigabe soweit wie nur vertretbar, soweit der Organismus *entweder* selbst in der Lage ist, seine akuten und chronischen Probleme ohne Arznei zu überwinden *oder*: warten wir auf die Wiederkehr der ursprünglichen Symptome oder bis deutlich ein neues Symptomenbild entsteht.

A: Plazebo
Ohne Symptome kann keine homöopathische Arzneiverordnung sinnvoll durchgeführt werden. Wenn die wahlanzeigenden Symptome durch die 1. Arzneigabe wunderbar geklärt sind, und der Patientin geht es vom „Innersten" (Kraft-Energie-Lebensfreude) besehen gut, so gehen Sie auf kleine Randbeschwerden nur beratend ein, und zwingen Sie sich, nichts Arzneiliches zu verordnen! Es kann Situationen geben, in denen eine gewohnheitsmäßige Erwartungshaltung dennoch eine Arzneimaßnahme von Ihnen erfordert. Dann sind Sie berechtigt, Saccherum lactis-Globuli (sogenannte unarzneiliche Globuli aus Milchzucker) abzugeben und mit einer Einnahmevorschrift zu belegen. Jeder gute „Hochpotenztherapeut" kann sogar ohne „Sacch lac" nicht mehr auskommen. Dies spricht entschieden für seine Geduld und Übersicht. Sie können bei Ihren Patientinnen nicht voraussetzen, daß der Unterschied zwischen der Homöopathie und der sonst üblichen schulmedizinischen Therapie verstanden wird, so daß eine Einsicht für die Behandlung ihrer Krankheit mit nur *1 Globuli* auf eventuell Wochen hinaus oft nicht vorhanden ist.

B: Dasselbe Mittel
Solange die Patientin *im Ganzen* durch unsere Arznei gebessert wird, verordnen wir keine andere Arznei. Auch wenn die Rückkehr der Symptome nur noch in Teilbereichen erfolgt, so entscheidet doch der Gesamteffekt.

13

Das bedeutet, daß eine Arznei über sehr lange Perioden (Monate, gar Jahre) angezeigt bleiben kann. (Hahnemann, Organon § 246: „Tat die 1. Verschreibung gut, soll man dabei bleiben, bis ihre Wirkung vollkommen erschöpft ist".)

Wir würden diese Arznei in langer Anwendung als eine für die Patientin sehr tiefgreifende Arznei ein „Konstitutionsmittel" nennen.

Die Verordnungsweise erfolgt nach der Kentschen Skala (ein Stufenschema in der ansteigenden Abfolge der Arzneipotenzen: C (entesimal) (6 → [12]) – 30 → 200 → M → XM → LM → CM und wieder von Beginn! Bitte verweilen Sie aber jeweils einmal auf jeder Potenzstufe, d.h. nach Beginn mit einer C200 verordnen Sie beim 1. Rückfall in die alte Symptomatologie die gleiche Potenz vom selben Mittel (also C200) und erhöhen Sie auf C1000 beim 2. Rückfall, um wiederum C1000 beim 3. Rückfall zu wiederholen etc.

Es bleibt Ihrer Erfahrung überlassen, ob Sie die gleiche Potenzhöhe auch mehr als 2 x nacheinander einsetzen.

Nur: Wechseln Sie danach nur nach oben und nie nach unten, und überlegen Sie genau, ob eine Arzneiwiederholung wirklich angezeigt ist! Dies kann nach Tagen, Monaten, manchmal sogar nach einem Jahr erst nötig sein.

C: Intermediärmittel

Sie haben eine erfolgreiche Verordnung vorgenommen, alles läuft bestens, und nun passiert irgend etwas Akutes, was immer passieren kann (z.B. akutes Fieber, Insektenstich, in einen Nagel getreten, Autounfall etc.). In solchen Situationen wäge ich sorgsam ab, wie ernst die Lage ist und scheue mich nicht, das geeignete Arzneimittel in einer C6 oder C30 Potenz (je nach Bedrohlichkeit) kurz und intensiv zu verabreichen. Aus meiner Erfahrung sind keine wesentlichen Erfolgsschmälerungen der 1. Arzneiwirkung zu erwarten, sofern nicht das neue Ereignis selbst als bedrohlicher einzuschätzen ist.

Wichtig wieder bei diesem Vorgehen: das akute Mittel zum *rechten* Zeitpunkt und angemessen oft und baldigst wieder aufhören.

Hahnemann gibt „goldene" Tips zu diesem Thema, vgl. im Buch von A. Braun/Methodik der Homöopathie, Seiten 150–153.

D: Ein anderes Mittel

1. Ein anderes Mittel ohne Bezug zum erstverordneten Mittel:
Mit Auftreten einer völlig neuen Symptomatologie nach Ausklingen der 1. Arzneiwirkung sind wir genötigt, das ähnlichste Mittel folgen zu lassen.

14

Diesem Tatbestand müssen wir uns fügen, denn wir halten uns an die Phänomene, so wie sie von einem kranken Menschen als Ausdruck seiner gestörten Abwehr hervorgebracht werden.

Es gilt dann (aus Erfahrung) zu beachten, daß gewisse Mittel unverträglich in der Abfolge sind (z. B. Caust-Phos.) und aufgrund dieser Tatsache die 2. Repertorisation nochmals überprüft werden müßte!

2. Komplementärmittel:

Wesentlich günstiger liegen die Dinge, wenn das neue Mittel tatsächlich einem Komplementärmittel entspricht. Zu dieser Erkenntnis kommen auch Sie im Laufe der Therapieerfahrungen, daß erstaunlich oft typische Arzneiabfolgen sichtbar werden, die sich schon bei Hahnemann bewährt haben. Wir kennen viele akute Arzneien, die ihr chronisches Folgemittel haben (z. B. Bell → Calc. carb.; Bell. → Tub.; Puls. → Sil.; All. cepa → Phos.; Bry. → Alum.; Nux vom. → Sep., Rhus tox. → Calc. carb. und andere)

Wir kennen im chronischen Behandlungsfall viele Arzneien, die sich gern folgen: Sulf. → Calc. → Lyc. → Sulf. etc.

Caust. → Staph. → Colocyn., Lyc. → Puls., Puls. → Sil., Ars → Sulf, Ign → Na. mur. → Sepia u. a.

3. Antidot:

Wie bei den Erstreaktionen erwähnt, kann ein Antidot als 2. Verordnung notwendig sein.

Grundsätzlich ist das *beste Antidot* das für die Situation bestgewählte homöopathische Mittel. – Generelle Antidots sind all die unterdrückenden Arzneien, die die akut auftretenden Krankheitserscheinungen sofort wieder zum Abklingen bringen können (Fieberzäpfchen, Antibiotika, Cortison etc.).

Im übrigen gibt es ein kleines Büchlein, in dem all diese Beziehungen der Arzneien untereinander tabellarisch dargestellt sind (Gibson/Miller, Haug-Verlag, „Arzneibeziehungen"). Verweisen möchte ich außerdem auf eine Darstellung verschiedener Verlaufsmuster einer Homöotherapie bei G. Vithoulkas, „Wissenschaftliche Methoden der Homöopathie" (Seiten 256–268).

Vorbemerkungen: Psychische Störungen

Im folgenden kommen Arzneimittel zur Darstellung, zu deren Wahl wir ausgesprochen durch die psychische Thematik, aufgrund des zentralen psychischen Konfliktes gelangen. Es sind die wichtigsten Arzneien für die psychischen Störungen in der Schwangerschaft wie auch im Wochenbett mit unterschiedlichem physischen Erscheinungsbild.

Ignatia ist psychisch traumatisiert und wird verkrampft, Natrium mur. schließt sich ein und leidet still, bisweilen mit „Genuß". Platin ist übersensibel und dadurch Außenseiterin, sie wird kaum verstanden. Bei Aurum begegnen wir einer schwersten Depression vor dem Hintergrund einer lebenslangen Freudlosigkeit, weil Arbeit und Erfolg das Wichtigste im Leben waren. Anacardium verschließt sich in ihrer Entscheidungsunfähigkeit, wird krank, weil sie ihr „Ich" nicht findet. Sepia, Puls., Cimicifuga, gehören ebenso in die erste Reihe und wurden an anderer Stelle besprochen. (Sepia ist hormonell und energetisch erschöpft und wird indifferent und gefühllos, Puls. fühlt sich verlassen und wird jammerig, Cimicifuga ist hormonell instabil und von schwarzseherischen Ängsten geplagt.)

Veratum album, Hyoscyamus und Stramonium (wie auch Bellad.) sind bewährte Arzneien, um auch noch in der schwersten psychischen Krise Linderung und Lösung zu erreichen. Jedoch wird die Verlegung in eine psychiatrische Anstalt dazwischen kommen. Wer Gelegenheit hat, behandle weiter.

Die Arzneipotenzhöhe hängt von der Tiefe der Pathologie (eher niedrige Potenzen) ab, von der Energielage der Patientin und von der Klarheit der Ähnlichkeitsbeziehung. Eine einzelne Hochpotenzgabe erfordert oft sorgfältige Dauerbetreuung zur Entschärfung der belastenden Erstreaktion. Q-Potenzen sind zum Austesten der Reaktionslage geeignet.

Ignatia amara, Ignatiusbohne

Strychnin-haltig und dadurch manche Ähnlichkeit mit Nux. vomica; bei Ignatia ist die psychische Seite stärker betroffen! Ein dornenloser Kletterstrauch, der nur auf wenigen philippinischen Inseln beheimatet ist. Historisch bereits gegen *Krämpfe* aller Art verwendet.

Erscheinungsbild:

Ignatia-ähnliche Frauen sind Gefühlsmenschen, die bei kleinen Anlässen (Vorwürfe, unbedeutender Widerspruch, Partnerschaftskonflikt) rasch und heftig und fast hysterisch überdreht reagieren (mit schluchzendem Weinen, mit Zorn, mit Streitbarkeit). In ihrer Vorgeschichte finden wir häufig Folgezustände von Kummer (Todesfall etc.), von Kränkung, von unglücklicher Liebe oder einer intensiven Erregung, die nicht lange zurückliegen.
Sie hat die Neigung, beim Kummer (oder dem emotionalen Auslöser) zu verweilen, wird introvertiert, verschließt sich, grübelt, wirkt wie „gebrochen" und übertreibt ihr Leid. Auffällig für die Umgebung ein unwillkürliches häufiges, tiefes *Seufzen*, hochgradige Empfindlichkeit, allgemeine Verkrampfung und der leidende Ausdruck.
In ihrem emotionalen Kranksein wird sie unberechenbar, entwickelt paradoxe Symptome, widersprüchliche Launen, bisweilen versucht sie, ihr innerstes Aufgewühltsein mit Stolz zu verbergen, aber wenn sie handelt, dann unlogisch und theatralisch.
Sie verschreibt, verredet sich oder wird sprachlos, einzelne Muskelgruppen krampfen, ein „Kloß" bleibt im Hals stecken, das Lachen und Weinen werden krampfhaft bis hin zum „krampfigen" Kollaps.

Leitsymptome:

– Folge von seelischem Trauma!
– Im Hals aufsteigendes Gefühl einer Kugel („Globus hystericus")
  > durch Schlucken fester Speisen (aber kommt danach wieder),
  < durch Nichtschlucken.
– Symptome unbeständig, wechselhaft, oberflächlich und widersprüchlich/paradox!
– Plötzlicher Wechsel des Gemütszustandes (Hysterie!)

- Neigung zum Seufzen, Gähnen, Tiefdurchatmen (unfreiwillig!)
- Kontraktionen einzelner Muskeln durch Erregung
- Voreiligkeit des Willens/Handelns (wie ohne Vernunft!) (führt zum Verschreiben/Versprechen/ungeschicktes Verhalten etc.)
- Kopfschmerz, eng umschrieben, wie von Nagel („Clavus")
- Spasmen/Magenkrämpfe durch Erregung, > Bewegung
- < durch Kälte, morgens, nach Essen, durch Kaffee/Tabak und durch Trost
- > Wärme, Bewegung, Ablenkung!

Oft:
Abneigung von Früchten, Obst!

Anwendung:

Die Ignatia-Frauen sind von romantischer Grundnatur und zu zart besaitet, um sich in der Männerwelt zu behaupten. Hieraus resultieren die Konflikte.

Gynäkologie:
- Durch seelische Aufregungen ausgelöste Schmerzzustände (Dysmenorrhoe, Ovarialgie, Prolapsgefühl, Schmerzen von der Vagina zum Nabel)
- Nervöse Erscheinungen (Ticks, Zuckungen, Krämpfe) und auch psychische (Ängste, Herzklopfen, Ohnmachtneigung) während der Menses.

Schwangerschaft:
- Übelkeit (Bei überempfindlichen Frauen, überempfindlich auf Tabakrauch, < bei leerem Magen; Erbrechen > durch Essen, paradoxe Wechselhaftigkeit in der Verträglichkeit von Nahrungsmitteln)
- Schluckauf in der Gravidität
- Abort, durch Kummer/seelische Erregung mit Gefühl des „Hinseins", „sinkendes Leeregefühl" in der Uterusgegend (übertreibt ihr Leid!)
- Blutungen, durch Gemütserregungen oder durch Stimulantien, die sie nicht verträgt (Kaffee, Tabak)

Geburt:
- Während der Wehen auffälliges Seufzen oder Tiefatmen, Neigung zum passiven Verhalten, Gemütsausbrüche mit Verkrampfung wechselnd.

18

Wochenbett:
- Kummer und Traurigkeit mit Verlangen nach Alleinsein
- Ihre romantischen Vorstellungen vom Muttersein erfüllen sich nicht, was die Bereitschaft zu Ign.-Symptomen auslöst
- Überemotional! Überreaktionen auf kleine Anlässe/Personen, die ihr nahestehen (Ausdruck der inneren Anspannung)
- Immer wieder das Seufzen, forciertes Durchatmen oder krampfhaftes Gähnen bis hin zu hysterischem Lachen oder Weinen
- Wenn an Geburt erinnert, entweder einsilbig und verschlossen oder heftiges, erschütterndes Weinen

Stillen:
- Versiegen der Milch durch Erregung/Kummer!

Hinweis:
Bei Ignatia kommt es nach entsprechender Traumatisierung entweder zum verkrampften Nachinnengekehrtsein oder zum unkontrollierten Ausbruch. Sie versucht, beides zu umgehen, indem sie nicht erinnert werden möchte (mit Drang zu verreisen!). Die innere Last, das Leid zehren an ihr, die homöopathische Erfahrung beschreibt, daß viele Ignatia-Ereignisse zum Nat. mur.-Bild führen können (Verhärtung aus Verletzungserfahrung!).

NaCl, Kochsalz

Ein tägliches Nahrungsmittel (Geschmacksverbesserung/Konservierung/wasseranziehend, konsistenzverbessernd), früher Luxusartikel. „Inflationäre" Überversorgung durch vereinfachte Gewinnungsmethoden mit der Folge, daß der physiologische Verbrauch von 1 g/Tag auf 13 g/Tag Durchschnitt pro Kopf der Bundesrepublik (1988) angewachsen ist. 11 % konsumieren gar täglich über 20 g, und bei aller Belastung ist bekannt, daß ca. 30 % der Bevölkerung salz-sensitiv sind, das heißt krankhaft reagieren (Hypertonie, Herzinsuffizienz, Ödeme etc.!). Potenziert verständlicherweise eine äußerst wertvolle und häufige Arznei in unseren (und besonders nördlicheren) Breiten. In Spannung zwischen Kristallisation und leichter Löslichkeit in Wasser (Meere, sorgt für Strömung).

Erscheinungsbild:

Von klein auf an sehr übersensible und intellektuelle, zurückhaltende Menschen, deren *Introvertiertheit* schon beim späten Sprechenlernen sichtbar wird. Oft die Erstgeborenen, die zur Vernunft und Einsicht erzieherisch gedrängt wurden, leicht verletzbar (besonders durch das folgende Geschwisterchen) und zunehmend eigensinniger und verschlossener als Vermeidungsstrategie vor weiteren Verletzungen. Kühle, intellektuelle Eltern, heimliches Weinen als Kind, nachts – und nur nichts anmerken lassen! Tiefe Sehnsucht nach Liebe, romantische Einbildungen, klammheimliche Liebesbeziehungen (der Ausersehene bekommt nichts mit), und hinderlich eine zunehmende Mauer vor ihr und Erstarrung. Entwickelt starkes Engagement für die psychischen und sozialen Probleme anderer, weil sie „Erfahrung" hat! Dabei ernst und zuverlässig. Verfolgt energisch Mißstände, die sie gern überall sieht und gibt von sich selbst noch weniger preis! Daher ein Riesenproblem, wenn sie nicht mehr gebraucht wird. Engagiert sich bis zur Opferhaltung, das heißt, erweckt in anderen das Gefühl von Schuld, wenn man sie abweist oder kritisiert. Beständiger Rückzug in sich selbst. Von Natur aus belehrend! Erwartet, daß man ihr dankt. Die Vergangenheit war leidvoll, die Gegenwart ist hart, und nur die Zukunft verspricht Glück, wovon sie heute schon zehrt!

Leitsymptome:

- Abneigung: Fett, Brot
- Verlangen nach *Salz*, Verlangen zu Fasten (da es gut tut)
- < Sonne/Sommerhitze, am Meer (obgleich Verlangen nach Seeküste!)
- vieles > in der Kälte bei bedecktem Wetter, im kalten Wasser
- Verlangen, an alten „Wunden" festzuhalten („Rücksicht")
- Folge von Verlust eines geliebten Menschen (chronisches Leiden!)
- Neigung zu Verhärtungen (psychisch und physisch)
- Unfähig, frei zu lachen („Erstarrt"!), aber lächelt ständig bei ernsten Themen („Vorsicht")
- Kann nicht in Gegenwart anderer urinieren! („peinlich")
- Verträgt immer weniger (Hyperallergisch/Pollinosis, Abneigung Gesellschaft u. a.)
- Beschwerden durch ungelöste Spannung (Migräne, Erbrechen, Hochdruck, Hyperthyreose etc.), aber kann nicht darüber sprechen, verschließt alles in sich!
- Mag nicht beobachtet werden, unruhiger Blick; versucht, perfekt zu sein
- Morgens gereizt, < 10–14.00 Uhr, abends Wohlbefinden
- Herpes simplex (typisch durch Sonne), Nietnägel! Trockene, aufgesprungene Lippen, Riß Mitte der Oberlippe (oder Unterlippe)
- Weint beim Erzählen ihrer Probleme, aber spät und kontrolliert, bleibt reserviert und < *Trost*

Anwendung:

Schwerfällige „lasttragende", ernste, müde, erschöpfte, anämische Frauen mit zu fetter Gesichtshaut (Stirn!), eher mager und hochgeschossen, verschlossen, verbissen, „eckig" und überintellektuell, freudlos, sehr beschäftigt mit ihrer Figur (Vorgeschichte Anorexia nervosa?), redet wenig, wirkt ohne Lebensfreude oder tut nur so! *Beziehungstreu!*

Gynäkologie:
- Typisch späte Menarche, mager und fröstelnd
- Hartnäckige Amenorrhoe
- Hartnäckige Obstipation (besonders während der Menses) Ödeme praemenstruell / mangelnde Harnausscheidung
- Deszensusgefühl morgens, muß daher sitzen
- Trockene Vagina/Vaginismus
- Späte sexuelle Erfahrung, Furcht, frigide zu sein!

- Besessen von ihren körperlichen Mängeln (zu dick, zu schmächtig etc.), Abmagerung von oben nach unten
- Menses spät und spärlich

Schwangerschaft:
- Übelkeit/Erbrechen (Salzverlangen, Trockenheitsgefühl, Abneigung Brot und Fett, < fremde Hilfe, großer Durst, hochempfindlich)
- Ödeme. Zu wenig Harnausscheidung (Nierenstörung)
- Albuminurie, Hypertonie
- Rückenschmerzen lumbal, als wenn zerbrochen > liegen auf harter Unterlage und Kissenstütze
- Schwermut in der Gravidität, schweigsam
- Neigung zum Weinen (verkrampft und verborgen, < Trost)
- Neigung zur Hypochondrie
- Häufiges krampfhaftes Augenlidschließen
- Schwindel in der Schwangerschaft!
- Herzklopfen in der Schwangerschaft

Geburt:
- Spannungen/Hochdruck während der Wehen, kann sich nicht entspannen!
- Mangelnder Fortschritt, schwache Wehen mit großer Traurigkeit, fühlt sich besser, wenn sie schwitzen kann (Lösung: Aufgeben der Starre!), genießen Zuneigung! „kalte Bedingungen" verschließen sie!

Wochenbett:
- Wieder die Verstopfung!
- Melancholie/Schwermut, komplizierte Frau!
- Pingeliges Wesen, hypochondrische Angst vor Krankheiten (vor mikrobieller Verunreinigung), wollen alles perfekt und richtig machen
- Nur nicht *peinlich* Auffallen (schlimm, solange hilflos)
- Kümmern sich intensiv um die Probleme der Bettnachbarin
- Entwickeln sofort wieder Engagement
- Wollen sich selbst nicht hereinreden/helfen lassen
- Ertragen nicht, wenn jemand anderes Schmerzen erleiden muß
- Wieder Neigung, durch das (Kind, Ehemann) verletzt zu werden, was sie am meisten liebt (Opferhaltung!)

Stillprobleme:
- Durch „Trockenheit" (Haut, rissige Brustwarzen, zu wenig Milch)
- Können Gefühle nicht ausdrücken! (Führt zu Problemen beim Anlegen)
- Das Glück ist nur flüchtig, schnell wieder Pflicht und Leid! Neigung, alles von der pessimistischen Seite aus zu sehen, bürdet sich schnell strenge Regeln auf!

22

- Versucht Tränen zu verbergen und „tapfer" zu sein – oder: unfähig zu weinen!
- Haarausfall nach dem Partus

Folgt gut auf China bei später chronischer Anämie und Schwäche.

Hinweis:
Vorsicht bei Hochpotenzgaben! Um Na.-mur.-Patientinnen muß man sich nach Arzneigabe gut kümmern! Entlastung sehr wichtig! Spannung abbauen!

Edelmetall
Ohne physiologische Wirkung, allerdings als Umweltgift (Pl.-Katalysator) im Vormarsch! Beziehung zu Extremen, typisch sexuell-psychische Störung und Neuralgien. Katalysator in der Chemie.

Erscheinungsbild:

Typisches Prüfungssymptom: „Als sei alles um sie sehr klein und alle Personen physisch und geistig geringer, sie selbst aber körperlich groß und erhaben!" – Diese feinfühlige Frau hat als Kind früh erfahren, daß sie etwas Besonderes ist – sei es, daß man es ihr gesagt hat oder sie es so *empfunden* hat – was sie hindert, am alltäglichen Spiel/Leben teilzunehmen. Frühes sexuelles „Erwachen" ($\sim$ 7.–9. Lebensjahr) schafft einen zusätzlichen sozialen Trennfaktor. Innerliche Überidealisierung und heftiges Verlangen führen zur Verschärfung der Isolation nach Kränkungserlebnissen. Sie lebt allmählich eine exzentrische Lebensrolle, in die Ferne gerichteter Blick, kontrollierte Gesten und kalte Sprache, Hochmut und Exklusivität (auch in der Schmuckwahl anspruchsvoll) und entwickelt Symptome, wenn allzu menschliche Dinge anstehen (Menses, Geburt, im Wochenbett, beim Koitus).
Arroganz, Eigenliebe und Ehrgeiz werden zum Schutzverhalten. Körperlich eher mager (durch strenge, aber inkonsequente Diäten), androgen, frigide, groß und langgliedrig und äußerst feinfühlig! Farbe der Kleidung gern lila (typisch bei der Unterwäsche). Man lacht über sie, weil man sie nicht versteht!

Leitsymptome:

– Hysterie/Hypochondrie mit heftiger sexueller Erregung und fixer Idee, etwas Besonderes zu sein (besonders reich, Herrscherin etc.)
– Neigung zu langanhaltenden Erregungszuständen durch Kleinigkeiten
– Angst vor Einschnürung, erdrosselt zu werden
– Einschnürungsgefühle wie von festem Band
– Neuralgien mit Taubheit (entwickeln sich und verschwinden *langsam,* typisch im Gesicht/um den Mund)
– < in der Ruhe abends/nachts, während Menses, bei Abwärtsbewegung!
  > Bewegung im Freien

24

Anwendung:

Platin-Frauen sind sehr anspruchsvoll und ehrgeizig, auch in der Partnerwahl!

Gynäkologie:
- stark gesteigerter Sexualtrieb, Überreizung genital, Vaginismus, überempfindlich (!) bei der Untersuchung! Verliert fast Bewußtsein bei Verkehr/Untersuchung
- Nymphomanie/lesbisch/sexuelle Abweichungen
- Tumor der Ovarien
- Dysmenorrhoe, extreme Krämpfe zu Beginn mit heftigem Schreien, Weinerlichkeit und Allgemeinverschlechterung
- Wollüstiges Jucken der äußeren Teile
- Menses schwarz und großklumpig („wie Teer")!

Schwangerschaft:
Platin-Frauen entwickeln eine gewisse Verachtung gegen die Welt, in die man keine Kinder setzen sollte.
So können wir Plat. finden bei
- Ab. imminens: schwarz-klumpiges Blut
- typische genitale Überempfindlichkeit
- Nymphomanie in der Gravidität
- Neigung zum Weinen, Schweigsamkeit, Melancholie
- Verstopfung

Deutlicher werden die Probleme während und nach der
Geburt:
Platin hat entscheidende Schwierigkeiten, sich gehen zu lassen, = „die Erniedrigung" sich „herabzulassen", zur „Niederkunft" zu kommen, zumal vaginale Untersuchungen fast unmöglich sind, so daß es oft zur Betäubung oder Sektio kommt. Beides ist schlecht für sie, denn danach – weiß sie – kommt die Strafe.

Wochenbett:
- Endometritis, schwarz-klumpiges Blut, mit sexuellen Erregungen
- *Entwicklung in die Psychose* (man versteht sie nicht!):
  - = hysterischer Eindruck durch raschen Wechsel Lachen-Weinen / heiter-niedergeschlagen, psychische Störungen wechseln mit physischen
  - = theatralisch, kann Treppen nicht herabsteigen, Platzangst, alles um sie scheint kleiner zu sein! Nach Klinik zu Hause alles verändert und fremd

25

= langanhaltende Aufregungen auf „Nichtigkeiten" mit viel Zittern
= Impulse, dem Kind etwas anzutun (erdrosseln), wechseln mit abgöttischer Liebe (hohe Feinfühligkeit!)

Hinweis:
Platin-Frauen haben Angst vor der Narkose, weil sie sich ausmalen, wie nackt und hilflos, der fremden Willkür ausgeliefert, sie dort liegen würden (Erniedrigungsidee!).

Aurum metallicum,
Gold,
edelstes Metall! Das Wissen um Gold erfordert intensivste Anstrengung
(Goldsucher, Goldfieber) und Sicherheit (Tresor/Fort Knox), dem Queck-
silber steht es nahe und wird auch mit dessen Hilfe (Amalgamisierung)
gewonnen. Medizinischer Einsatz bei schwerem Rheuma und Syphilis.

Erscheinungsbild:

Eine Frau, die Aurum benötigt, hat meistens in ihrer Kindheit gelernt, ihre
Pflicht erfüllen und sich der Autorität (Vater, Kirche etc.) beugen zu müssen. Totale Abhängigkeit, Erfahrung mit strenger Bestrafung bei Nachläs-
sigkeiten.
Sie hat gelernt, daß, wenn man etwas erreichen („ans Gold kommen")
möchte, schwer gearbeitet werden muß! So kann sich das Streben nach
Erfolg durch intensives Arbeiten verselbständigen. Es kann krankhaft
werden, wenn keine Lebensfreude mehr empfunden wird, beständige
Furcht sich entwickelt, ihre Pflicht versäumt zu haben.
Eine beiläufige Kritik kann diese intensive Furcht, mit der sie sich dann
nachts grübelnd und schlaflos (nach 3.00 Uhr) beschäftigt, auslösen.
Dann glaubt sie, nicht mehr in diese Welt zu passen und wünscht sich ins-
geheim den Tod (wie eine Erlösung von der Arbeitslast, durch Sprung aus
dem Fenster oder in ein tiefes Wasser [und spielt gern mit diesem Gedan-
ken]). Sie nimmt sich alles „zu Herzen" und doch kommt dieses (emotional) zu kurz! Sie fällt auf durch ihren beständigen Drang zu geistiger oder
körperlicher Arbeit mit Neigung zur Melancholie, empfindlich für Mißer-
folge, Widerspruch, Schmerz und Berührung. Sie leidet unter Blutandrang zum Kopf (bis zur Hypertonie), zu Herzpalpitationen (Arhythmien)
und Zornausbrüchen. Hitzesensationen („als koche das Blut in den
Adern") sind typisch. Gerötetes Gesicht und Neigung zur Schwere und alles schwer zu nehmen. Erleichterung kann sie im intensiven Beten erfahren.

Leitsymptome:

– < nachts (alle Schmerzen, Suizidneigung, Depressionen)
– > Bewegung in frischer Luft!
– Frnste und fleißige Menschen, „Arbeitssucht", es gibt für sie nichts
  Oberflächliches!
– Tiefe seelische Depression: Wünscht sich den Tod (Fenstersprung!)
– Der geringste Widerspruch erregt Zorn

- Tendenz zur Verhärtung psychisch und physisch
- Träume vom Fallen aus großer Höhe, Schluchzen im Schlaf
- Fühlt sich emotional „ohne Sonne", wie im Dauerwinter
- < Kälte/Winter
- > Wärme, im Sommer, Musik (schwere klassische!)
- Folge von Kummer

Anwendung:

Sie scheint gut zu funktionieren, ist in viele Aufgaben eingebunden, alles läuft reibungslos und niemand bemerkt ihr inneres Leiden, das plötzlich schwer herausbricht (Neigung zum Affektsuizid, Depressionen etc.). In Beziehungen intensiv und treu, evtl. mit emotionaler Leere!

Gynäkologie:
- Depression < während Menses
- Verhärtungen („der Liebesorgane": Myome, Uterustumore, Ovarialcysten/-Tumore, Mammatumore)
- Uterusprolaps, Hämmorrhoiden > Wärmeanwendung
- Menses zu spät und verstärkt
- Äußeres Genitale heiß, geschwollen, gerötet, mit stechenden Schmerzen in der Vagina
- Sterilität!

Schwangerschaft:
- Selbstmordneigung/Lebensüberdruß bei Aurum-Vorgeschichte!

Geburt:
- Wehen treiben zur Verzweiflung (Verlangen, sich aus dem Fenster zu stürzen oder auf den Boden zu werfen!)

Wochenbett:
Puerperalpsychose: sie hat hohe Ansprüche an sich selbst verbunden mit beständigen Selbstvorwürfen, nicht gut genug zu sein, Fehler zu machen, zu versagen: sie hält sich dauernd (als Kompensation) in Arbeit. Sie wirkt freudlos, nach innen gekehrt und reagiert gern mit Zorn und Ärger auf Einmischung: Sie ist reizbar, weint und betet intensiv, nur der Gedanke an den Tod gibt ihr Freude und Erleichterung. Sie leidet unter Blutwallungen, Herzklopfen und verschieden lokalisierten Blutkongestionen (Kopf/Brust/Uterus etc.). Je weniger die Lochien fließen, um so schlimmer ihr psychisch kranker Zustand! Sie ist sehr empfindlich für Geräusche, Gerüche und Berührung. Evtl. Folge von Kummer (Kind verloren u. a.)

Anacardium orientale = Malackanußbaum aus Ostiniden, orientalische Elefantlausnuß, Fam. Terebinthaceen
Phytotherapeutisch verwendet bei Magengeschwür und Hauterkrankungen.

Erscheinungsbild:

Diese Frauen haben einen intensiven *Minderwertigkeitskomplex*, der in ihnen einen typischen Konflikt auslöst: Sie müssen es sich und der Umgebung beweisen, daß sie besser sind als andere (oder sie selbst) meinen. Demgegenüber steht das vage Gefühl, doch nicht so gut zu sein oder es doch nicht zu können, so daß im Ergebnis Entschlußunfähigkeit mit zwei gegensätzlichen inneren Stimmen oder Willen entstehen (in der Arzneiprüfung: vernimmt zwei Stimmen, die eine befiehlt etwas zu tun, was die andere verbietet, etwa wie der Teufel auf der einen Schulter – ein Engel auf der anderen). Aus diesem Konflikt entwickelt sich das Leiden: Entweder werden sie immer härter, reizbarer, boshafter, aggressiver, um das Minderwertigkeitsgefühl zu überwinden (sie wollen es beweisen), oder sie verlieren den Glauben an sich selbst, an die Realität (alles erscheint wie ein Traum!), werden unsicher, unentschlossen, gedächtnisschwach/hirnmüde, wollen allein sein, alle sind ihre Feinde: leer und abgestumpft sind sie zum Zusammenleben nicht mehr fähig, Angst, die Zukunft nicht mehr bewältigen zu können.
Sie können uns dabei sanft und nett erscheinen, aber sie verstehen nicht, was in ihrem Inneren vorgeht, daß die Aufspaltung in ihr *auf Kosten der Gefühle* stattfindet, so daß hinter der Härte auch Grausamkeit und Sadismus erscheinen kann. Sie vertrauen mehr der Härte und Stärke als der Kraft der Liebe, die ohnehin in ihnen ständig abgenommen hat. Sie sind sehr launisch, leicht beleidigt und neigen zum Fluchen und zum Schimpfen, um sich Erleichterung zu verschaffen.

Leitsymptome:

– Pflockgefühle (als Schmerz in verschiedenen Regionen)
– Gefühl von einem elastischen Band um Körperteile (straff anliegend)
– Taubheitsgefühl
– Neigung zum (und Besserung durch) Seufzen (wie gegen die einschnürende Wirkung eines Bandes)

29

- Neigung zum Fluchen
- ≫ durch Essen (generell!)
- Schwach und müde ½ Stunde nach dem Essen
- Stuhldrang erfolglos, Darm wie gelähmt und zugepfropft
- Stark juckende rote kleine Bläschenausschläge > heißes Wasser
- Warzen am Handteller
- < von geistiger Arbeit, wenn ohne Essen, < durch Kälte, Nässe, Luftzug (Erkältungsneigung!)
- > durch leichte Bewegung

Anwendung:

Gynäkologie:
- Treu in der Beziehung (denn sie wollen beweisen, daß sie diese verdient haben!)
- Juckender, wundmachender Fluor

Schwangerschaft:
- Früher Konflikt: Schwangersein oder nicht (Interruptio?) und nicht entscheiden *können* (und zu nichts mehr fähig, aggressiv und hart!)
- Erbrechen > durch Essen (Leeregefühl im Magen, hastiges Essen, Neigung zum Verschlucken)
- Verstopfung (mit Drang), Darm wie mit Pflock verstopft! Ohne Kraft (!) auch bei weichem Stuhl

Wochenbett:
- Schwermut: Fühlt sich von der Welt abgetrennt, jeder ist ihr Feind! Alles, was man ihr Gutes tun möchte, wird mißinterpretiert! Zweifelt an der Identität ihres Babys oder Ehemannes, stößt sie weg! Sie kann ihre Gefühle nicht ausdrücken! Wird wild und zornig wegen Kleinigkeiten, verliert die Beherrschung und macht Vorhaltungen wegen Maßnahmen unter der Geburt oder wegen aktueller Kleinigkeiten! Lehnt beruhigende oder besänftigende Zuwendung hysterisch ab. Überfordert sich und stumpft ab. Nur Essen bessert sie deutlich, und das schreiende Baby kann dann bisweilen ihre reduzierten Gefühle erweichen.

Schwarzes Bilsenkraut, Nachtschattengewächs
Familie Solanaceen. Historische Verwendung bei zentralnervösen Erregungszuständen, manischen Psychosen, als Narkotikum, als Rauschmittel sowie bei nervösem Husten.

Erscheinungsbild:

Hyosc. kommt in Erscheinung durch Muskelzuckungen/Muskelkrämpfe (besonders um die Augen und im Gesicht), motorische und nervöse Unruhe, albern erregte Zustände, Geschwätzigkeit sowie genitale Erregungszustände durch *Störungen der Gehirnfunktion*. Dies kann Folge von Kummer, insbesondere durch enttäuschte Liebe, sein (die mit krankhaftem Mißtrauen und Eifersucht einherging), wie auch durch langanhaltende Fieberzustände, hervorgerufen werden. Nervöser, quälender Reizhusten (sobald warm im Bett), Hals- und Larynxspasmen (durch Trinken oder Essen) lassen uns ebenso an Hyosc. als das ähnlichste Mittel denken, wie erregte delirante Zustände, manische Psychosen, Zustände von getrübtem Bewußtsein mit Halluzinationen und Automatismen („Flockenlesen").
Eine Allgemeingefährdung ist weniger gegeben (Aggressivität nach innen!).

Leitsymptome:

– Hirnfunktionsstörungen mit sexueller Erregung, reißt sich die Kleider vom Leib, obszöne Reden, greift sich beständig an das Genitale!
– Trockene Schleimhäute mit Zusammenschnüren im Hals (< durch Trinken, Essen), trockener Reizhusten (< nachts im Liegen, > durch Aufsitzen)
– Neigung zu Muskelzuckungen (besonders im Gesicht, gestörte Augenkoordination), zu Krämpfen und Konvulsionen (Schreien und Gliederverdrehen vorher, mit Bewußtseinsverlust und tiefem, schnarchendem Schlaf nachher!)
– Will im Fieber unbedeckt sein (wirft das Bettzeug fort!)
– Gesteigerte Phantasien bei *Mißtrauen* (weniger durch Angst!) gegenüber der Umgebung
– Hochfahren aus dem Schlaf; Zähneknirschen/Lachen/Sprechen im Schlaf
– ≪ abends/nachts; im Liegen

31

Anwendung:

Psychische Störungen bei Encephalitis, Meningitis, langanhaltenden Fieberzuständen mit Hirnreizung (Masern, Typhus u.a.). Insbesondere für Frauen geeignet, die spontan und instinktiv und durch eine unglückliche Liebe (Eifersucht?) in Geistesstörungen geraten.

Gynäkologie:
- Mädchen, die durch/nach Gehirnerkrankungen gesteigerten Sexualtrieb entwickeln
- *vor* der Menses: albern und übermäßiges Lachen, hysterische Spasmen
- < bei Beginn der Menses: wie „wahnsinnig" gebärdend, überstarke Schweiße, hochgradig erregt (!) durch wehenartige Krämpfe, wirft die Kleider weg!

Schwangerschaft:
- Muskelzuckungen/Krämpfe/Konvulsionen
- Sehstörungen/gestörte Augapfelkoordination
- Diarrhoe mit Muskelzuckungen
- Abort, hellrote profuse Blutungen

Geburt:
- Heftige Wehen mit wechselnden Muskelzuckungen und „Irrereden", dabei stumpfes wie betrunkenes Aussehen, Gesicht aufgedunsen
- Unwillkürlicher Stuhlabgang nach Wehen
- Hellrote Blutung während / nach Wehen

Wochenbett:
- Vollständige, anhaltende Blasenlähmung, kein Harndrang, unwillkürlicher Harnabgang
- Bei Nachwehen Zuckungen verschiedener Muskeln
- *Wochenbettpsychose/Manie*: Reizbar bei außerordentlichem Argwohn, mißtraut allen, Wahnideen (fürchtet, vergiftet zu werden, sieht Personen und spricht mit ihnen), kann die Verwandten/Freunde nicht wiedererkennen, ruhelos, springt nachts aus dem Bett und will fliehen, schwatzhaft, wirft die Kleider davon, Suizidgefahr!

Kind:
- Enuresis – durch Eifersucht, durch ungerechte Behandlung
- Enkopresis (unfreiwilliger Stuhlabgang) durch Aufregung!

Wo noch:
Epilepsie!

Datura Stramonium, der Stechapfel
(Familie Solanaceen). Seit dem 16. Jahrhundert in Europa bekannt und
geschätzt als Rauschdroge, Schlaf- und Betäubungsmittel; kann ein
wütendes Delirium auslösen.

Erscheinungsbild:

Sensible, erregbare Menschen, die durch ein Trauma (Schreck/Schock/
Kopfverletzung) oder durch (septische) anhaltende Fieberzustände eine
Funktionsbeeinträchtigung ihres Gehirns derart erfahren, daß uralte,
zutiefstliegende (animalische) Hirnzentren (Wut/Aggression/Wildheit) wie
im Anfall die „Regie" übernehmen: Jede Kontrolle und Erreichbarkeit sind
ausgeschlossen, entfesselte Energie, dieser Mensch ist „außer" sich und
gefährlich. In seiner Anfallabilität wird er sehr ängstlich vor Dunkelheit
und Alleinsein, meidet grelles Licht/glänzende Spiegel und reagiert
krankhaft empfindlich auf Wasser (Strömungsgeräusche, Halskrämpfe
durch Trinken). Die Muskelkoordination ist schnell gestört (stolpert,
stottert, schielt etc.). Stramonium ist oft leicht zu erkennen, wenn das
(niedere) Unterbewußtsein regiert wie im Schlaf (heftiges Schreien, Auf-
schrecken, Kopf heben und senken, Schlafwandeln, starrer Blick, angst-
volle Träume).

Leitsymptome:

- In der Krise/bei Fieber Schmerzlosigkeit
- Im Erregungszustand geschwätzig, hitzig, gedunsenes rotes Gesicht,
  starrer Blick „wie entsetzt", heftige Symptome!
- Vergrößerungsgefühl von Körperteilen
- Furcht vor „Schwarz" oder „Dunkelheit", Verlangen nach Beleuchtung.
- Angst vor Tieren (Hunden u. a.), Gespenster, Phantasiegestalten!
- Folge von unterdrückten Sekretionen (Schweiß, Lochien, Eiterfluß
  u. a.)
- Verlangen nach Gesellschaft, Licht und Wärme
- < durch Kälte, Schlaf, grelles Licht, Wasser
- Husten durch Lichtreize, Feuerschein; Asthma durch Schreck/Angst
- Gefühl zu ersticken, wenn Wasser über den Kopf gegossen wird (z. B.
  unter der Dusche!)

33

Anwendung:

Stramonium folgt gut auf Belladonna bei kritischem Kontinuafieber mit Hirnreizung, physiologische oder pathologische Sekretflüsse sind dann unterbrochen und alles steigert sich zur abrupten Reizbarkeit und Persönlichkeitsveränderung durch Effekte auf das Gehirn, so daß niedere Instinkte dominieren.

Gynäkologie:
– Vor der Menses: vermehrter Sexualtrieb
– Während der Menses: geschwätzig, erregt, „geiler" Körpergeruch
– Menses verkürzt (21 Tage)

Schwangerschaft:
– vermehrter Sexualtrieb
– drohender Abort mit typischen Hirnstörungen
– Geisteskrankheit

Geburt:
– Empfindlich auf Berührung, grelles Licht und spiegelnde Flächen (Instrumente, Wasser – glänzende Stahlflächen = krampfauslösend!)
– Sieht erschrocken aus! Bittende und flehende Stimmung, muß Hand halten! Intensives Schreien, intensive Gesichtsröte!
– Hebt ständig den Kopf vom Kissen, dabei wie betäubt mit geöffneten Augen
– Nachdem Bell aufgehört hat zu wirken!

Wochenbett:
– Puerperale Manie bei Fieber/Lochialstau: mit produktiven heftigen Zuständen, religiöse Themen (fühlen sich schuldig, ermahnen zur Reue, predigen, beten), bilden sich sonderbare Dinge ein, schreckhafte Angstphantasien, rapider Wechsel von Freude und Traurigkeit, glaubt zu sterben, immer wieder entsetztes Erstarren!

Kind:
– Spastische Zustände nach Geburtstrauma, beim Kern-Ikterus, nach Schock!
– Schlafstörungen, Krämpfe, Stottern nach typischer Traumatisierung

Weißer Germer
Familie Liliaceae. Historisch schon als Brechmittel und zur Behandlung „Wahnsinniger" verwendet; Vagusbeziehung. Analepticum bei Cholera.

Erscheinungsbild:

Ernste und rasch zu Verzweiflung neigende Frauen mit auffälliger vegetativer Labilität. Ohnmachtsneigung/Kollapszustände bei Schreck-, Schmerzereignissen oder bei medizinischen Untersuchungen, Orthostatisches Syndrom, furchtsame, ängstlichste Grundstimmung, intellektuell feinsinnig, auffällige Nervosität und Unruhe bei kleinen Anlässen! Überempfindlichkeit!

Leitsymptome:

– Plötzliche kollapsartige Schwäche mit Kälte (kalter Schweiß – typisch auf der Stirn!)
– Rasche Erschöpfung durch überreichliche, plötzliche Ausscheidungen
– Typische Kombination: *Erbrechen* und *Durchfall* mit *Kollaps*/Vernichtungsgefühl zugleich
– Kältegefühl (wie Eisklotz auf dem Kopf, im Bauch, im Mund) sowie eiskalte Akren („kalt wie der Tod"!)
– Brenngefühl innerlich mit Verlangen nach kalten Getränken (großer Durst!)
– Verlangen erfrischendes Obst, Saures, Salziges
– Abneigung gegen warme Speisen
– > In Ruhe liegen und Wärmeanwendung! Bedeckung!
– < Bewegung, Aufrichten, Entblößen, 3–5°°
– Muskelschmerzen wie von Blitzschlag/elektrischer Schlag

Anwendung:

Für Kreislaufstörungen (Kollaps) im Rahmen von Untersuchungen, bewährt nach IUP-Einlage, Kollaps nach Aufrichten vom Untersuchungsstuhl!

35

Gynäkologisch:
- Dysmenorrhoe: Vernichtende Krämpfe mit Frösteln/hypotonen Krisen, mit Erbrechen und Durchfall, > Wärme und Liegen!
- *Vor* Menses: schwermütig und nervös! (Schmerz- und Krisenerfahrung!)
- *Während* der Menses: kalt wie eine Tote (!) und verzweifelt!
  Menses: zu früh (21 Tage), unregelmäßig. Während der Pubertät hysterische Erscheinungen zur Menseszeit

Schwangerschaft:
- Übelkeit/Erbrechen: mit heftigstem Würgen, Eiseskälte, Leichenblässe und Verzweiflung! Erschöpfend, < Bewegung, warme Speise, > allgemeine Wärmung

Geburt:
- Wehen schwächen extrem (kann nicht mehr den Kopf heben, total erschöpft, kalter Stirnschweiß, verlangt Erfrischendes/Eiskaltes; bei leichter Bewegung kommt Ohnmacht)
- Geistesstörung: glaubt Wehen zu haben, glaubt zu entbinden

Wochenbett:
- Erschöpfung und Verzweiflung! Große Traurigkeit
- Ohnmachtsneigung beim Aufrichten vom Bett
- Manische Psychose: Wechsel von still brütender oder weinerlicher Verschlossenheit mit extremer Unruhe, in der sinnlose Tätigkeiten wiederholt werden (Dinge zerschneiden, zerreißen etc.), dabei geschwätzig, erregt, betend, fluchend, schamlos, wenig aggressiv! Blaß und kalt. Will jeden umarmen.

Übelkeit und Erbrechen

sind in der Schwangerschaft zunächst keine ungewöhnlichen Ereignisse, können häufig durch einfache Maßnahmen (Verteilung der Mahlzeiten, leichtes Frühstück im Bett, Einhaltung eines physiologischen Rhythmuses, Vermeidung von vegetativen Belastungen, ausreichend Bewegung, Frischluft, Vitamine, Mineralien, individueller Speiseplan etc.) genügend beeinflußt werden und klingen in der Regel vollständig nach der 12. Schwangerschaftswoche ab. Extreme Zustände wie die Hyperemesis gravidarum erfordern jedoch Arzneieinsatz zum Schutz von Mutter und Kind. Die homöopathische Behandlung dieser Störungen setzt eine *ausführliche Anamnese* voraus, und wir erkennen häufig zugrundeliegende psychopathologische Störungen in Ähnlichkeit zu den großen homöopathischen Arzneibildern, wie sie bis hierhin bereits vorgestellt sind. So erstaunt es uns nicht, daß wir in den entsprechenden Kent-Rubriken (III/480, III/458) Arzneien finden wie Ars., Bry., Calc., Kali carb., Lach., Lyc., Na. m., Phos., Puls., Sep., Sulf ... Es sind unzählig mehr, die wir in diesem Zusammenhang bedenken müssen. Der Schlüssel zur Lösung der Krisen steckt in der guten Anamnese und Auswertung und kann auch auf Arzneien hinauslaufen, die in diesen beiden genannten Rubriken überhaupt nicht aufgeführt sind. Ich stelle dennoch 3 kleine Arzneibilder vor, die in diesem Krankheitsfeld deutlich sichtbar werden und als Akut- oder Erstmittel zur Therapie sehr dienlich sein können: Asarum europaeum für die geräuschüberempfindliche, geistig erschöpfte Frau, Colchicum für die Geruchsüberempfindliche und Tabacum für die kollapsige Krise.

Haselwurz;
Familie Aristolochiaceen
Historisch verwendet als Brechmittel und zur Abortauslösung (uterine Kongestion!)

Erscheinungsbild:

Intensiver Mangel an Lebenswärme mit hochgradiger nervöser Empfindlichkeit. In typischer Weise finden wir in der Vorgeschichte dieser Frau Anhaltspunkte für übermäßige und ehrgeizige geistige Arbeit, die sie erschöpft hat. Sie ist ernst, verträgt keine Witze, hat Mühe sich zu konzentrieren, kann nicht ausdrücken, was sie innerlich fühlt, introvertiert, mag nicht über sich reden und leidet unter Überempfindlichkeiten bezüglich Geräuschen (besonders fröstelt es sie bei Fingernagelkratzen) und Gerüchen (Chemikalien). Das Nervensystem zeigt sich überstimuliert!

Leitsymptome:

- Überempfindlich für Geräusche/Lärm
- Unruhe der Finger („zappelige Finger"), zwanghaft in Bewegung!
- Gefühl von Schwerelosigkeit, zu schweben, Körperteile lösen sich ab, Gefühl von Leichtigkeit!
- Neigung zu „kaltem Frösteln" bei Erregungen (der Sinne)
- unverdaute Stühle mit gelben Schleimstreifen
- Spasmen der glatten Muskulatur der Hohlorgane (Magen/Darm/Harnleiter)
- < durch trockene Kälte (allgemein), geistige Anstrengungen nach dem Essen, jede Heftigkeit!
- > durch Kälte lokal (z. B. Gesicht kalt waschen), Spazierengehen in frischer Luft, Liegen und Ruhe

Anwendung:

- *Heftiges Brechwürgen* in der Frühschwangerschaft mit Angstgefühlen und Sterbenselendigkeit.
- Übelkeit < durch geistige Anstrengungen
- Übelkeit mit Speichelfluß, „saubere" Zunge

- Durst auf kalte Getränke, die lindern
- Verlangen: nach Frischobst und Gemüse, Nüsse
- Abneigung: gekochte Speisen, Fleisch, Fett
- Brot schmeckt bitter!
- Intensiver Schluckauf
- Intensive Sinnesempfindlichkeiten (besonders Lärm)
- *Frühgeburt/drohender Abort* bei übernervösen und empfindlichen Frauen

In der Vorgeschichte:
- Während Menses (die zu früh, zu lang und zu dunkel war) intensive Lumbalgien, die ihr das Atmen behinderten oder heftige Abdominalkoliken

Wo noch:
- Zustand von geistiger Erschöpfung (Übelkeit durch Denkarbeit! Erbrechen bessert!)

Colchicum autumnale,
Herbstzeitlose
Familie Liliaceae
Klassisches Heilmittel des Gichtanfalls, ein Herbstmittel!

Erscheinungsbild:

Die überempfindliche Frau, die durch geringe Anlässe (Gerüche, Lärm, anstößiges Verhalten bei Tisch) mit Überreaktion (Ekel/Erbrechen/Brechwürgen) auffällt. Sie ist ständig kalt, verträgt keine Nässe und Kälte, ist übersensibel für Wetterwechsel sowie Sommerhitze.

Leitsymptome:

– *Übelkeit, Ekel* vor Speisen, *Brechwürgen.* Schon beim Denken an Speisen, durch Gerüche (besonders von Eiern, Fisch und fettem Fleisch u. a.)
– Ohnmacht durch Speisengerüche
– Kollaps/Erschöpfung mit kalten Schweißen bei Durchfällen („pflanzliches Arsen"), Leibkrämpfe > zusammenkrümmen
– < Geringste Bewegung, Berührung, am Abend, < Wärme und Ruhe/liegen
– Kältegefühl im Magen (eisig, bisweilen auch heftiges Brennen)

Anwendung:

In der Schwangerschaft für ausgeprägte Zustände von Übelkeit/Erbrechen durch
– Überempfindlichen Geruchssinn für Speisen, begleitet von Ekel beim Denken an Speisen! Ohnmacht durch Speisengerüche, Erbrechen < durch geringste Bewegung, muß liegen!
– Verlangen nach Kaffee!

Wo noch:
– Gichtisch-rheumatische Arthritis (wandernd!) < Berührung, < Bewegung, < Wetterwechsel
– Akute Glomerulonephritis (auch in der Schwangerschaft mit Eiweiß im Urin, spärlicher heller Urin, schmerzhafte Nieren u. a.)

– Spätsommer-/Herbstdysenterien (mit viel Schleim und membranarti-
gen weißlichen Fetzen im Stuhl, Tenesmen und Geruchsempfindlichkeit)

Ergänzung:
Wenn eine ausgeprägte Geruchsempfindlichkeit für *Benzin* vorliegt,
kommt
Symphoricarpus racemosus (die traubige Schneebeere, Fam. Caprifoliaceae)
in Frage mit – Widerwillen gegen Speisen, Appetitlosigkeit
                     – Erbrechen < geringste Bewegung
                                   > ruhige Rückenlage

Nicotiana tabacum, Tabak
Familie Solanaceae
Ursprünglich beheimatet im tropischen Amerika, kultiviert als Droge,
Hauptwirkstoff Nikotin mit intensiver vegetativer Wirkung (Acetylcholin-
ähnlicher Ganglienblocker). Wer kennt nicht diese „Arzneimittel"prüfung
in ihrer Heftigkeit aus der Pubertät!?

Erscheinungsbild:

Für den akuten Einsatz von Tabacum kennen wir eindeutige Symptome:
Im Zusammenhang mit heftigen vegetativen Krisen (Nierenkolik, Angina
pectoris, Erbrechen, Durchfall u. a.) sehen wir einen erschöpften, leichen-
blassen, kollaptischen Menschen mit kalt-bläulichen Extremitäten, kalten Schweißen und Verharren in absoluter Bewegungsruhe (ebenso muß
passive Bewegung [Autofahren etc.] beendet werden), verschlossenen
Augen und intensivem Verlangen nach Frischluft und unbedeckt zu sein
(besonders der Bauch muß frei sein!), dabei ein Gefühl von Sterbenselendigkeit! Klassische Ähnlichkeit mit der *Seekrankheit.*

Leitsymptome:

- „Tödliche" Übelkeit, heftiges Erbrechen bei geringster Bewegung, >
  Augenschließen und absolute Ruhe, Erbrechen *bessert!*
- Blässe und Eiseskälte mit Verlangen nach Abdecken und Kühle!
- Durstlos! Widerwillen gegen Wasser
- Herzklopfen/Präkordialangst mit Erleichterung bei Rechts-Seitenlage
- Schwindel < beim Augenöffnen, Aufwärtssehen > durch Frischluft
  und Erbrechen sowie mit geschlossenen Augen still liegen
- Hochgradige Empfindlichkeit für Passivbewegungen
- Plötzlicher Stuhldrang mit Durchfall und Elendigkeit

Anwendung:

Für Zustände von Übelkeit/Erbrechen in der Schwangerschaft mit den
oben erwähnten Ähnlichkeiten zur Seekrankheit.

Hinweis:
Beschwerden durch chronischen Tabakgebrauch können Tabacum potenziert (C30 und höher) erfordern. Wir kennen jedoch andere Arzneien, die für die Folgen von Tabakgebrauch ähnlicher und erfolgreicher sind: Nux. v. (tox. Schäden), Lyc. (Impotenz), Convall. („Raucherherz"), Ip. (anhaltende Übelkeit), Gels. (Schwindel/Kopfschmerz) u. a. siehe im „Kent".

Blutungen

sind ein unspezifisches Symptom und in der Schwangerschaft unerwünschte Ereignisse, denn diese signalisieren von Instabilität bis zur Gefährdung von Mutter und Kind ein weites Feld möglicher Komplikationen. In jedem Falle ist selbstverständlich eine Ursachenklärung notwendig und auch aus homöopathischer Sicht von Bedeutung für die Arzneiwahl. Abgesehen von der häufigen Unklärbarkeit und Umschreibung der Situation mit den Verlegenheitsdiagnosen „Abortus imminens" oder „hormonelle Dysfunktion" oder „drohende Frühgeburt" und dem therapeutischen Nihilismus in der Schwangerschaft (meist nur Bettruhe) können wir homöopathisch Einfluß nehmen, indem wir die Phänomene des Symptoms „Blutung" (die Blutungsqualität, Farbe, Stärke, Dauer, Modalitäten etc.) erkennen und die ähnlichste dazu passende Arznei wählen. Die Homöopathie erlaubt auch die Ausnutzung dieser Phänomene bei völlig verschiedenen Grundbedingungen (Blutungsstörungen der Menses, nach Geburt, im Klimakterium, bei Myomen, bei Karzinomen etc.), so daß der Einsatz der nachfolgenden Arzneien sich nicht nur auf die Schwangerschaft begrenzt. Ich möchte nicht unerwähnt lassen, daß hinter dem Blutungsphänomen eine tiefere individuelle Pathologie aufgedeckt werden kann, die eine Lösung des Problems dann mit einer Arznei der „tieferen, gestörten Schicht" in Ähnlichkeit als Erstmittel ermöglicht oder eine Abrundung des Erfolges als Zweitmittel bzw. Folgemittel notwendig macht.

Zu den „Blutungsmitteln" habe ich eine Übersichtstabelle zur schnellen Orientierung zusammengestellt. Diese Tabelle ist unvollständig und berücksichtigt lediglich häufige Arzneien, an die wir in jedem Fall denken sollten und ihre jeweiligen Besonderheiten. Es wird unterschieden zwischen den hellen und den dunklen Blutungen. Die „hellen" Blutungen sind zunächst die akuten, gefährlicheren (da arterieller) und erfordern Sofortentscheidungen, daher auch ihre größere Zahl. Die dunklen, mehr passiven venösen Blutungen sind eher chronisch und selten eindeutig einem Akutmittel ähnlich. Der Einsatz dieser „kleinen" Mittel bewährt sich dennoch immer wieder in der gynäkologisch-geburtshilflichen Praxis:

Mit einigen Modalitäten und Grundmerkmalen zu den Arzneien läßt sich schnell eine Akutwahl treffen, ob unter der Geburt, in der Schwangerschaft, im Wochenbett oder zu einer sonstigen uterinen Blutungszeit im Leben einer Frau. Bei den eher aktiven hellen, mehr arteriellen Blutungen haben wir sicher weniger Zeit zur Entscheidung und müssen daher etwas mehr Arzneien etwas gründlicher betrachten: Acon., Arn. und Bell. kennen wir schon, Erigeron blutet gußweise bei der geringsten Bewegung und wird zum 1. Mittel in der Schwangerschaft, Ustilago folgt gern, wenn flüssiges und klumpiges Bluten chronisch anhalten. Millefolium hilft bei gleichförmig anhaltenden, reichen, flüssigen Dauerblutungen und Trillium pendulum blutet gußweise nach der Geburt, wenn Schwäche zugrundeliegt.

Genauer einprägen müssen wir uns die heftigsten Blutungsmittel unter der *Geburt,* da sie sofort erkannt werden müssen:

Ipecacuanha hat akute Dauerblutung mit anhaltender Übelkeit und Ohnmachtsneigung, Sabina ist bei gußweiser Blutung charakterisiert durch seinen typischen Schmerz und Beimengung von dunklen Klumpen. Bellad. blutet plötzlich in erhitztem Zustand mit starkem Abwärtsdrängen, während Phos. – schon in der Vorgeschichte sanguinisch blutungsgeneigt – bei jeder Wehe stoßweise leuchtend rot im Schwall sich ergießt! Hier sind nun Hochpotenzgaben für die sofortige Wirkung unerläßlich. Ich empfehle die Bereitstellung von C200 oder besser C1000-Potenzen. Wir verabreichen 2 Globuli und wiederholen sofort, wenn eine erneute Blutung eintritt.

Bei den dunklen, eher venösen, passiven, dahinsickernden Blutungen haben wir Zeit, in Ruhe eine Auswahl zu treffen. Eine kleine Übersicht erstrangiger Mittel mit verschiedenen Beziehungen wird mit China, Crocus, Ferrum, Platin, Hamamelis und Secale vorgestellt. Ustilago maydis kann bei reiner dunkler Blutung angezeigt sein. Tiefere Arzneipotenzen (C6) können häufiger wiederholt und verkleppert werden.

Blutungen – Hellrot

	Blut	Modalitäten	Symptome
Aconitum	aktiv-hellrote-große Klumpen	Folge von Schreck, Kälte, plötzlich, zu jeder Zeit	*ruhelos*, Angst, Panik
Arnika	aktiv-rot-verschieden große Klumpen (auch blasses Blut mit großen schwarzen Klumpen)	Folge von *Trauma* besonders *nach* der Geburt	Zerschlagenheitsgefühl
Belladonna	aktiv-hellrot-gußweise heiß, gerinnt schnell zu Klumpen	< geringste Erschütterung, plötzlich, besonders während der Geburt	*Kongestion* lokal, zwischen den Nachwehen, Abwärtsdrängen, pulsieren
Erigeron	passiv-hellrot-flüssig: tröpfelnd bis gußweise	< *geringste Bewegung!* > absolute Ruhe besonders bei Schwangerschaft	Abort. imminens, kongest. "schwacher" Uterus, Mitreizung Blase/Rektum
Millefolium	profus-hellrot-flüssig, anhaltend, schmerzlos, Klumpen	Folge von Überanstrengung Folge von Fall	Hypermenorrhoe, mit Varizen, folgt gut nach Aconitum oder Arnika – ohne Angst –
Ustilago	atonisch-chronisch-passiv – großklumpig mit schwarzen Strähnen/Fäden zu gleichen Teilen fest und flüssig	< durch geringsten Anlaß < nach Untersuchung besonders bei Schwangerschaft	Uterusträgheit, Abwärtsdrängen, leicht blutende weiche Cervix, günstig nach Erigeron
Trillium pendulum	profus-hellrot-gußweise (aktiv-) oder (passiv) dunkel-klumpig	< geringste Bewegung, mit Ohnmacht nach jeder Geburt profus, nach Überanstrengung besonders nach Geburt	generelle *Erschöpfung* des Beckengebietes, Uteruslageanomalien Gefühl auseinanderzubrechen (im Becken)!
Ipecacuanha	aktiv-hellrot stetig anhaltender reichlicher Fluß	periodisch, Folge von Ärger < Bewegung, mit *Übelkeit* und heftiger Atmung, Kollapsneigung	arterielle Kongestion, nach Plazentaentfernung Schmerz vom Nabel bis Uterus
Sabina	aktiv-leuchtendrot – mit dunklen Klumpen – *lebergroß* plötzlich in Schüben	< Bewegung im warmen Zimmer > flach liegen, in frischer Luft besonders Frühschwangerschaft/Abort	Beckenhyperämie, Abortus incipiens, nach Geburt, Schmerz vom Kreuz zum Schambein
Phosphorus	aktiv-hellrot-flüssig/ dünn/reichlich	zeitweise aussetzend, unruhig besonders bei Geburt und zu jeder Zeit	hochgewachsene "*sanguinische*" Frauen, blutiger Nasenschleim, Myom

45

Blutung – Dunkel

China	passiv, reichlich stoßweise – dunkel blaß – dünn mit Klumpen	Folge von *Flüssigkeitsverlusten* >Wärme <feucht-kalt	in Paroxysmen, erschöpfende Schweiße, überempfindlich
Crocus	passiv-dunkel bis schwarz – fädig, klebrig – zäh	<in der Schwangerschaft <geringste Bewegung, durch Überhitzung	hysterische Grundstimmung, schmerzhafte Kindsbewegungen
Ferrum	passiv – anfallsweise – blaß/schwärzlich – dünn	allgemein > in frischer Luft bei langsamer Bewegung	*Pseudoplethora*, bei schwächlichen Frauen
Platinum	profus-schwarz-*teerartig* dick, geronnen	<während Wochenbett <während der Blutung allgemein	genitale Überempfindlichkeit, Verstopfung, Sexualstörung, Psyche!
Hamamelis	passiv, langsam, profus-dunkel-*venös*	<nur am Tage beim Fahren >in der Ruhe	kleiner Verlust = große Erschöpfung, Varizen
Secale	passiv (auch aktiv) – schwarz/braun „wie Tinte" – wässrig, schmerzhaft übelriechend	<Bewegung <Wärme, Bauchbedeckung >Abdecken, Kühle	nach protrahierter Geburt, Atonie, Kribbeln i. d. Haut
Ustilago	passiv/fädig-strähnig klumpig, anhaltend	<Berührung, Druck, Aufrichten, Bewegung	postpartal, siehe vorn!

Kanadisches Berufskraut, Korbblütler
Familie Compositae
Historische Verwendung bei Darminfektionen mit Blutungen und zur
Blutstillung (Blase, Uterus, Nase, Wunden).
Beziehung zum Blutgefäßsystem, Leber-Galle und Uterus.

Leitsymptome:

- Blutungen, hellrot, tröpfelnd bis gußweise < bei jeder *geringsten* Bewegung
- Zerschlagenheitsgefühl beim Erwachen
- < morgens bis zum Mittag
- Abneigung süß, unverträglich Fett
- Eine Stunde nach Mahlzeit wieder hungrig
- Schmerzhafte Gallenblasenregion
- Trockener Mund, durstig

Anwendung:

- Uterine Blutungen, flüssig und hellrot (Menses, klimakterische Myomblutung, Abortus imminens, Lochien), die bei der *kleinsten* Bewegung schlimmer oder ausgelöst werden mit Reizerscheinungen der Umgebung (begleitet von Blasen- und Darmreizung [Ischurie/Diarrhoe]). In der Schwangerschaft bei kleinen Belastungen als blutige Absonderung beginnend, wie wenn eine uterine Schwäche vorläge!

Achillea millefolium, Gemeine Scharfgabe
Familie Compositae
Englisch „nose-bleed" = Nasenbluten! Weitverbreitete Arzneipflanze mit
vielfältiger Anwendung als Hämostyptikum und früher bei Tuberkulose
geschätzt.

Leitsymptome:

– Kongestion im Kopfbereich ohne Fieber
– Ohne Angst, gebessert durch heftige Bewegung
– Hellrote, dünne, anhaltende Blutung, besonders nach
  Trauma (OP, Fall – nach Acon oder Arnika) – gleich wo!
– < durch Unterdrückung gewohnter Absonderungen (Blutungen!) (führt
  zu Krampfzuständen!)

Anwendung:

Bewährte Verwendung in der Gynäkologie bei
– Hypermenorrhoe (Menses zu früh/zu reichlich, dünn, hellrot, anhaltend)
– Nach Operationen (Abrasio, Interruptio u. a.). Typisch anhaltende helle,
  dünne Blutungen oder aus den Wundrändern die Heilung behindernd
  (wie eine arterielle Gefäßatonie!)

Schwangerschaft:
– Schmerzhafte Varizen (Beine, Vulva) mit schwammig verändertem
  kapillaren Gewebe, evtl. aufbrechend und blutend

Geburt/Wochenbett:
– Typisch anhaltende Blutungen, erhebliche Schweißbildung
– Nasenbluten oder Oberkörperkongestion bei Lochialstau (≙ anstelle
  von physiologischen Absonderungen!)
– Krampfzustände bei Sistieren des Milch/Lochialflusses

Hinweis:
Millefolium kann prophylaktisch vor OP/Geburt verabreicht sinnvoll sein,
bei bekannter Neigung zu Blutungen vom typischen Millef – Charakter in
der Vorgeschichte. Es folgt gut nach Acon oder Arnika bei Traumafolgen,
wenn weiterhin Blutungen anhalten.

Amerikanische Waldlilie
Die „Geburtswurzel" („birthroot") der nordostamerikanischen Indianer.

Anwendung:

Wie der Name der Indianer deutlich ausdrückt, kommt Trill. pend. bevorzugt zur Anwendung bei *Blutungen* (aktiv oder passiv):
- *Nach* der Geburt/oder nach operativen Eingriffen, wenn der Allgemeinzustand übermäßig beeinträchtigt ist im Sinne von: Ohnmachtsneigung, Schwäche, Sehstörungen, Ohrensausen, Gesichtsblässe, Gliederkälte, und wenn Durst auf kaltes Wasser vorliegt
- Mit Erschlaffung des Beckens (Gefühl, es würde auseinanderbrechen, Verlangen nach Bandagierung!) und seines Organinhaltes (Uteruserschlaffung/Prolapsneigung, Verlagerung)

Alles entsteht bei Trill. pend. nach großen körperlichen Strapazen (!) und imponiert als Blutung! Es hilft besonders den Frauen, die diese Erfahrung nach jeder Geburt machen.

Maisbrand
Familie der Brandpilze (Ustilaginaceae)
Auf dem Mais parasitierend. Vergiftungsbild von Tieren bekannt. Historisches Abortivum und als Secale-Ersatz versucht, aber keine ergotinartigen Substanzen!

Leitsymptome:

– Hellrote, sickernde passive Blutung mit dunklen Strähnen bis Klumpen bei kleinen Anlässen, flüssig und fest zu gleichen Teilen < Berührung/ Druck, Aufrichten, Bewegung
– Niedergeschlagene und nervöse Stimmung < nachmittags
– Muskelschwäche mit Zuckungen
– Furunkelneigung bei trockener Haut, Haar- und Nägelausfall!
– Beengungsgefühl im warmen Raum
– Empfindlichkeit/Schmerzen linkes Ovar, unter linker Brust

Anwendung:

Bei Hypermenorrhoen/Menorrhagien in Schwangerschaft, Wochenbett und Klimakterium, Zwischenblutungen.
– Leichte Berührung des Muttermundes löst Blutungen aus (Fingeruntersuchung, Verkehr etc.). Die Konsistenz der Cervix ist auffallend weich! Senkungsgefühl! Uteruskongestionsgefühl („wie verknotet")
– Anhaltendes Heraussickern von teilgeronnenem Blut (insgesamt dann dunkel) in der Schwangerschaft. Folgt gut auf Erigeron bei Chronizität
– Reichliche und langanhaltende postpartale Blutungen, eingedickt und auffällig fädig (teilgeronnen!)

Brechwurzel
Familie Rubiaceae
Aus den feucht-warmen Regionen Südamerikas, aus Wurzeln hergestellt,
sichere Erbrechen auslösende Wirkung (Sirup Ipecacuanhae), Vagus-
effekte!

Erscheinungsbild:

Physisch wie seelisch geplagt von permanenter Übelkeit und evtl. Erbrechen, das nicht bessert! Unzufriedene und zornige Grundstimmung,
übelgelaunt, bereit zum Krampfen und Würgen; wenig innere Wärme.
Neigung zu Zittern und zu Schaudern wie von Angst. Friert – aber muß
Fenster auf haben und verträgt keine Wärme; blaß mit dunklen Augen-
ringen und einer roten und einer blassen Wange oder eine warme und
eine kalte Hand; Neigung, bei Beschwerden heftiger zu atmen, wie von
Lufthunger!

Leitsymptome:

– Fortwährende Übelkeit mit reiner, feuchter Zungenoberfläche und
  wäßrigem Speichelfluß – durch nichts gebessert!
– Abdominale Schmerzen (typisch im Nabelbereich und zum Magen hin
  schneidend, kneifend, von links nach rechts ausbreitend)
– Hellrote aktive Sickerblutungen mit intermittierenden Ergüssen (arte-
  rielle Kongestionen) und Ohnmachtsneigung.
– Folge von feucht-warmer Luft
– Folge von Zorn und Ärger
– Spasmen (insbesondere im Atmungsbereich) und Krampfneigung
  muskulär (Extensoren)

Anwendung:
Immer diese Übelkeit!

Gynäkologie:
Typische Blutung und Schwäche bei/nach Menses in keinem Verhältnis
zum Blutverlust, Menses zu früh, zu reichlich, hellrot.

Schwangerschaft:

- Übelkeit/Erbrechen besonders in der Frühgravidität, permanent und durch nichts gebessert, mit Appetitlosigkeit, Speisengeruchsempfindlichkeit, Magensenkungsbeschwerden, profusem Speichelfluß. Kaum Durst, hypotone Regulationsstörungen
- Abortus imminens (typ. Mens II) mit Schmerzen vom Nabel zum Uterus, Übelkeit, hellroter Blutfluß
- In der Gravidität krampfhafte Schmerzen im Nabelbereich, die durch Bewegung schlimmer werden

Geburt:

- Akute hellrote gußweise Blutung mit Übelkeit, Luftnot und Ohnmachtsneigung! Häufig zu bedenken!

Wochenbett:

- Typische Blutungen nach Wehen und bei Bewegung, wieder mit Übelkeit

Weiterhin:

- Häufiges Kindermittel! Bei Keuchhusten, rasselnder Bronchitis, bei zahnenden Kindern, Herbstdysenterie, Gallenkolik, Migräne

Juniperus sabinae, der Sadebaum
Fam. der Coniferen
Ein im südeuropäischen Mittelmeerraum vorkommender Strauch, der dem Wacholder (= Juniperus communis) verwandt ist. Von den Sabinern (historischer Volksstamm des nordöstlich von Rom gelegenen Berglandes) als Abortivum verwendet;

Erscheinungsbild:

Ähnelt dem Pulsatilla-Bild (intensives Frischluftverlangen, Wärmeunverträglichkeit) einerseits, andererseits dem sykotischen Thujabild (Feigwarzen am Genitale, genitale Entzündungen, gereizte Laune); empfindlich bezüglich Musik, die eine nervöse Erregung erzeugt und Weinen auslösen kann, seltsame Empfindungen: Zittern im Bauch, „als ob etwas Lebendiges darin", Störungen im kleinen Becken wegen Blutüberfülle (Kongestion von Ovar/Uterus/Rektum/Anus). Klagt über pulsierende Schmerzen; Beschwerden durch Gicht; reizbarer Zustand, bitterer Mundgeschmack.

Leitsymptome:

– Blutungen teilweise flüssig (hellrot) und teilweise geronnen (dunkelklumpig) in gemeinsamer Erscheinung („wie Leberstücke")
– Blutung gußweise in Schüben bei geringster Bewegung
– Anfallsweise schießende Schmerzen von der Lendenwirbelsäule bogenförmig zum Schambein oder in die Leisten
– Allgemeine Besserung durch mäßige Bewegung an frischer Luft

Anwendung:

Gynäkologie:
– Metrorrhagien in Paroxysmen hellrot mit dunklen Klumpen durchmischt, bei allen Zuständen von Uteruskongestion, bei IUP!
– Blutungen zwischen den Menses mit gesteigerter sexueller Erregung
– Kondylome, blumenkohlartig, feucht, unerträglich juckend und brennend auf dem äußeren Genital

53

Schwangerschaft:
- Abort mens III (typische Blutung und Schmerzausstrahlung und Gefühl, als ob ein Klumpen ausgestoßen werden soll, zur Behandlung eines Abortus incipiens – weniger in Frage kommend zur Verhinderung eines Abortes), fördert Austreibung von Molen oder Fremdkörpern aus Uterus

Geburt:
- Uterine Blutung bei zurückbleibender Plazenta, bei Uterus atonie

Wochenbett:
- Heftige Nachwehen mit typischem Schmerz und typischen Lochien

„Der Lichtbringer" (griech.)
Bedeutsames Element für höhere Wirbeltiere (insbesondere in der Wachs-
tumsphase, des Energiestoffwechsels, der Hirnfunktion, der Blutbildung
und der Stützfunktionen). Phosphor-Belastung des Menschen durch
Düngung, Nahrungsmittelkonservierung, Waschmittel und als Bestand-
teil von Limonaden, Kuhmilch, Schokolade, in Streichhölzern und chemi-
schen Waffen.

Erscheinungsbild:

Wir denken an Phosphor, wenn unser Gegenüber sehr offen, weichher-
zig, mitfühlend, fürsorglich und aufmerksam ist, den Therapeuten als
Freund und Helfer anspricht und therapeutisch leicht beeinflußbar-tröst-
bar ist. Sie liebt ein gutes Aussehen, geschmackvolle Kleidung mit leuch-
tenden Farben, zeigt eine Eitelkeit und Eigenliebe bis hin zur Egozentrik.
Sie beeindruckt durch Ideen und Phantasiereichtum und liebt Gesellschaft. Genauer betrachtet benötigt sie Freunde/Beziehungen/Zu-
schauer für ihre Selbstdarstellung (Anerkennung). Wärme, Zuneigung
und Applaus sind ihre Lebenselixiere. Ihre Offenheit macht sie verletzbar,
leicht erschöpfbar und empfindsam, weil sie dazu neigt, sich zu veraus-
gaben. Sie zeigt dann Ängstlichkeit, plötzliche Schwäche, Überempfindlichkeit auf atmosphärische Störungen (physisch wie psychisch), überempfindliche Sinne und Neigung zu leuchtend roten Blutungen. Sie ist
verfroren, Hände und Füße sind eiskalt, der Kopf gern erhitzt und ein
leichtes Erröten im Gesicht. Häufig ist sie schmal, groß gewachsen, rot-
haarig und hat eine durchscheinende Haut. Sie liebt Massage und
Wärme, mit einer Ausnahme: am Kopf und im Magen verlangt sie Kälte.
Sie badet/schwimmt gern und ist bei der Untersuchung auffallend empfindlich (oder kitzelig).

Leitsymptome:

– Kann nicht auf der linken Seite liegen (Herzklopfen)
– Brennende Empfindungen (brennender Schmerz zwischen den Schul-
  terblättern)
– Vom Rücken zum Kopf aufsteigendes Hitzegefühl (mit Blutandrang
  zum Kopf) – oft Vorbote von Blutungen
– Angst, wenn allein, im Dunkeln, bei Gewitter (besonders vor Blitzen),
  vor Krankheiten

- Aber gut ablenkbar, beeinflußbar!
- Heißhunger nachts oder bei Fieber
- Verlangt Gewürztes, Salziges, (Salz-) Fisch, Süßes (Schokolade und Eis), großen Durst auf Kaltes (Milch/Limonaden)
- kurzer Schlaf erholt/erfrischt sofort
- Blutungsneigung (hellrot, stoßweise)
- Träume von Feuerwerk, Atomkrieg, von Blut, von Verstorbenen; hellsichtige Träume

Anwendung:

Bei allgemeinen Erschöpfungszuständen zu bedenken! Die sensible und feinsinnige, offene und beeinflußbare Frau, schnell entflammt und leicht verbrannt! Promiskuitiv.

Gynäkologie:

- Sexualtrieb verstärkt
- Menses zu früh, zu lang, zu stark, leuchtend – hellrot – wäßrig, dabei eiskalte Hände und Füße und schläfrig während der Menses
- Metorrhagien (hellrot/stoßweise, dünn)
- Cervixpolypen, Myome (die zu typischen Blutungen zwischen den Perioden führen)
- Hautmale: Naevi, Hämangiome, Neigung zu blauen Flecken, Blut gerinnt zu langsam nach Verletzungen

Schwangerschaft:
- Übelkeit/Erbrechen, wenn sie die Hände in warmes Wasser hält (Verlangen nach kalten Getränken [Milch], sehr durstig, Verlangen nach Salz, Fisch, süß [Schokolade], Eis)
- Zittrige Schwäche anfallsweise, typisch bei leerem Magen, muß öfter essen (Diabetesneigung!?)
- Abort (bei hochgewachsenen, schmalen Frauen mit intensivem Schwächegefühl im Abdomen, Gefühl von „Leerheit")
- Blutungen (hellrot, schubweise/blutiger Nasenschleim?)
- Ödeme (ganzes Gesicht, Hände, Füße) – mit Eiweiß und Blut im Urin

Geburt:
Blutungen: Stoßweise – reichlich – dünnflüssig
    – *während* der Wehen,
        zeitweise aussetzend zwischen den Wehen
    – besonders bei schmalen, großen Frauen
Hitzegefühl: Aufsteigend vom Rücken zum Kopf (als Vorläufer evtl. von
    Krisen: z. B. Krämpfe! Blutungen!)

Wochenbett/Stillen:
- Verschlechterung des Allgemeinzustandes durch das Stillen < mit ansteigender Milchmenge
- Mastitis (in allen Varianten bei Phos.-Symptomen: Empfindlichkeit, frostig, durstig, schneidende Schmerzen, hektisches Fieber, drohende Geschwürbildung, Fisteln)

Wo noch:
Bei Blutungen im Zusammenhang mit Zahnextraktionen!

Hamamelis virginica
Familie Hamamelidaceae
Nordamerikanischer Zauberstrauch, 1736 erst nach Europa eingeführt!
Historisch verwendet bei Verletzungen, venösen Stauungen/Blutungen
und als Wünschelrute (Zweige).

Erscheinungsbild:

Die passive, venös-kongestionierte, müde, matte, geschwächte Frau mit
bläulich gestauten schmerzhaften Venen und chronisch dunklen Blutungen, Krisenzeit während der Menses oder in der Schwangerschaft.

Leitsymptome:

- Venöse Stauung und Blutung mit Berührungs- und Schmerzhaftigkeit
  und Wärmeunverträglichkeit (Varizen, Hämorrhoiden, Wunden)
- Dunkle, chronisch anhaltende, dünne Blutungen mit wenig Schmerz
  aber unverhältnismäßig großer Schwäche und Zerschlagenheit
- Im Mund Blutgeschmack, im Rachen gestaute Venen sichtbar
- < Berührung, Bewegung, Wärme, feucht-warm, während Menses
  > Kälteanwendungen, Ruhe und Liegen

Anwendung:

Was Aconit für das arterielle System ist Hamamelis für das venöse.

Gynäkologie:
- Menses: dunkel, dünn und lang, vikariierend
- Zwischenblutungen (um die Ovulation)
- Uterine Blutung durch Fall oder Erschütterung (Autofahren!)
- Bläuliche Vulvavarizen
- Hämorrhoiden (bläulich-brüchig-blutend)
  < Erschütterung/Berührung
  > Kalte Anwendung
- Schmerzhafte ovarielle Kongestion

Schwangerschaft:
- Abort mit typischer Blutung, chronisch nach Fall, durch Autofahrten.
- Varizen (bläulich/empfindlich/entzündet)

Geburt:
Passive dunkle Blutungen

Wochenbett:
- Hämorrhoiden/Phlebitis/typische Blutungen
- wunde Brustwarzen

Wo sonst:
Chronische Folgen von Verletzung (nach Fall, Quetschung) mit lokaler passiv-venöser Stauungsproblematik.

Gutes Folgemittel: Ferrum metallicum

Abort

als klinischer Überbegriff, beschreibt eine Störung der Schwangerschaft mit Fruchtabgang. Unter diesem Stichwort finden wir im „KENT"-Repertorium (III 773) eine sehr große Arzneien-Rubrik (> 50 Mittel!), die geeignet ist, den Wert eines Repertoriums aufzuzeigen. In der Gesamtheit finden wir hier Arzneien, die in der Arzneiprüfung, bei der klinischen Behandlung oder im Arzneibild (auch toxikologisch) Effekte im Zusammenhang mit dieser Schwangerschaftsstörung gezeigt haben. Solch eine Auflistung muß man interpretieren lernen, sonst wird sie nicht viel nutzen und dazu gehören Grundkenntnisse über die Wesenszüge, Leitsymptome und auch klinische Bezüge der Einzelarzneien. (Auch aus diesem Grunde konzentriere ich meine Darstellungen auf die einzelnen Arzneibilder!). Die Überschrift „Abort" ist allgemein gehalten, obgleich wir unterscheiden zwischen dem drohenden („imminens"), dem beginnenden („incipiens") und dem stattgehabten unvollständigen („incompletus") Abort. Dies sind aber drei grundlegend verschieden zu bewertende Situationen. Beim „imminens" kann noch die Schwangerschaft „gerettet" werden, beim „incipiens" nicht mehr, dennoch drohen Gefahren (Blutung, Entzündung u. a.), beim „incompletus" sollte ab 7.–8. Schwangerschafts-Woche die instrumentelle Cürettage folgen, was aber zur Zeit von Hahnemann noch nicht geschah wegen der hohen und oft tödlichen Infektionsgefahr! Ein Abort findet definitionsgemäß im I und II Trimenon statt, so daß wir weiterhin nach dem Gestationsalter differenzieren müssen. Nach dem II Trimenon sprechen wir wegen der entstehenden kindlichen Lebensfähigkeit von der drohenden Frühgeburt. Bei „KENT" gibt es diesen Begriff nicht, so daß auch diese Fälle unter der Überschrift „Abort" behandelt werden. Neben der großen Rubrik „Abort" finden wir allerdings Spezifizierungen nach der Zeit (Abort in welcher SS-Woche/-Monat) sowie nach der auslösenden Ursache. (Zusammenstellung im späteren Repertoriumteil!). Ein Blick auf die dort angeführten Arzneien gibt uns bereits eine gute Charakteristik, einen typischen Aspekt der gleichen Arznei aus der großen Rubrik „Abort" (obgleich es *keinen Widerspruch* darstellt, wenn diese spezifische Arznei in der großen Rubrik nicht enthalten ist. Bei Natrium muraticum z. B. ist die Erkrankung durch unterdrückten Kummer die „Essenz" dieser Arznei, was zu vielfältigster Pathologie führen kann, je nach Lebenssituation der Betroffenen! Weiterhin müssen wir eine Unvollständigkeit der Rubriken annehmen oder anders ausgedrückt: die Rubriken geben den aktuellen Wissens- und Erfahrungsstand wieder und sind chronisch erweiterungsbedürftig!).

Eine Rubrik „habitueller Abort, Neigung zum Abort" beschreibt eine weitergehende chronische Dimension des Problems und der Person. Viele Arzneien der großen Abortrubrik finden wir nun auch in der Zusammenstellung habitueller Abort. Wir können weitere Rubriken mit klinischen Symptomen zu dem gleichen Thema finden wie „Wehen", „Metorrhagien während und nach den Wehen" und „Menses während der Schwangerschaft".

Grundsätzlich wird uns die Hauptrubrik „Abort" wegen ihres Umfanges bei der Repertorisation aus der Gesamtheit der Symptome nicht viel nützen. Wir können andererseits Informationen im Sinne der Zeichen und Symptome (§ 153, Hahnemanns Organ) der Schwangeren festhalten, den zentralen Konflikt ermitteln und die ähnlichen Arzneien mit der Rubrik „Abort" korrelieren im Sinne der Bestätigung syndrombezogen.

Betrachten wir die Rubrik allein etwas genauer und fassen die 2- und 3-wertigen Arzneien als die Wichtigsten zusammen, so bekommen wir einen Hinweis, an welche Mittel wir bei dem klinischen Problem zuerst denken sollten. Unter den 12 höchstwertigen Arzneien finden wir bereits die ganze Vielfalt möglicher Bedingungen: Viele Arzneien sind von mir bereits vorgestellt (siehe dort).

Apis:	das Ödemproblem, Frühabort im 1. und 2. Monat durch Amnionödem, die fleißige Hausfrau!
Bell.:	die heftige Kongestion uterin, möglicherweise entzündlich, hochfieberhaft
Cham.:	die überempfindliche, zornige und überreizte Frau, Kaffeekonsum?
Croc.:	die hysterische Frau, die Kindsbewegungen zu stark oder zu früh zu spüren vermeint, dunkle, strähnige Blutungen im 1. Trimenon
Erigeron:	das *Hauptmittel* für den mit Blutung beginnenden „Imminens" bei kleiner Belastung

60

Gels:	für Abortgefahr durch Gefühls- und Erregungszustände mit dumpfer Benommenheit!
Ipecac:	mit der anhaltenden Übelkeit und der Kreislaufproblematik (in keinem Verhältnis zur Blutungsmenge) in den ersten Wochen, sehr gereizt!
Nux. mosch:	mit typischer Ohnmachtsneigung und Schleimhauttrokkenheit, Blähsucht und Schläfrigkeit
Puls.:	die hilfesuchende, weinerliche, hormonell insuffiziente Frau mit Frischluftverlangen
Sabina:	das *Hauptmittel* für den Abortus incipiens mit den hellroten Blutungen und leberstückgroßen Koageln, typische Schmerzen
Secale corn.:	mit der tintenartigen Blutung und „Atonie-Essenz"
Sepia:	die sexuell gleichgültige, indifferente Frau mit ausgeprägter Deszensusneigung und Hauptkonfliktzeit 5.–7. Monat

Die zweiwertigen Mittel sind nicht weniger wichtig, ich greife nur einige aus der Menge der Arzneien:

Aletris:	die dauermüde anämische Frau mit der chronischen Uterusschwäche
Arnika:	Abort nach physischem Trauma, Zerschlagenheitsgefühl
Caulophyll:	nach Vib. das Hauptmittel für „imminens" beginnend mit Krampfwehen
Helon:	paradoxe Erregungszustände bei uteriner und nephrogener Schwäche
Ign.:	durch akuten Kummer ausgelöste Uteruskrämpfe
Kali carb.:	das Hauptmittel für den „imminens" im 1. Trimenon bei muskulärer Schwäche, verborgener Konflikt!
Nux. vom:	vorzeitige Wehen bei Streß und Überreizung
Ustilago:	der chronische Abortus imminens
Viburnum:	Hauptmittel für Krampfzustände bei Abortgefahr

Eine Rubrikergänzung (siehe auch Anhang) der zweiwertigen Mittel findet sich im Synthetischen Repertorium von Barthel-Klunker (3/449).
Es wird an diesem Rubrikenbeispiel deutlich, daß verschiedenartigste Ursachen und individuelle Besonderheiten unter einer Überschrift zusammengefaßt werden. Die Überschrift bezeichnet ein klinisches Syndrom, das durchaus erfolgreich mit homöopathischen Arzneien überwunden werden kann. Da besonders der „Abortus imminens" schulmedizinisch unbefriedigend bis gar nicht behandelbar ist, lohnt sich die Auseinandersetzung mit dem Arzneien-Angebot dieser Rubrik.
Zur näheren Betrachtung schließe ich die Arzneibilder von Viburnum opulus, Crocus sativus und Nux moschata als ausgesprochen nützliche Arzneien für die Gynäkologie und Geburtshilfe (hier besonders in der Schwangerschaft) an.

Wasserschneeball
Familie Caprifoliaceae
Verursacht Krämpfe des Unterleibes mit Nachbarschaftswirkung, abort-
auslösend!

Erscheinungsbild:

Kolikartige Schmerzen im Unterleib treten in unvermittelter Plötzlichkeit
bei nervösen, reizbaren Frauen auf. Diese werden sehr unruhig, klagen
über Übelkeit und Erstickungsgefühl mit Herzpalpitationen und Ohnmachtsneigung in warmen Räumen, so daß sie die Frischluft suchen.

Leitsymptome:

– Uterine Krämpfe mit nervöser Reizbarkeit
  > durch Ruhe und still liegen (während Menses)
  oder > durch Umhergehen in frischer Luft (vor der Menses, mit Gefühl
  von Abwärtsdrängen)
– < linke Seite, links liegen

Anwendung:

Gynäkologie:
– Sterilität nach häufigen Frühaborten!
– Menses zu spät, schwach und nur Stunden dauernd mit nervöser
  Unruhe, häufigem Harndrang und Ohnmachtsneigung/Hypotonie!
– Schmerz im Unterleib, abwärtsdrängend, mit Gefühl, als wolle die
  Menses einsetzen, die sich dann auch verspätet! Verlangen nach Be-
  wegung in Frischluft
– Dysmenorrhoe: heftig und plötzlich mit Krampfschmerz vom Kreuz
  zum Schambein/Uterus und in die Vorderseite der Oberschenkel.
  > Flach liegen und Ruhe! Beim Aufsetzen Schwindel (Hypotonie!)

Schwangerschaft:
– *Habitueller Abort*, früh in der Schwangerschaft, Krampfschmerz zeit-
  lich *vor* einer profusen Blutung!

- *Abortus imminens*: Beginnt mit heftigen Krämpfen (vom Rücken →
  Uterus → Oberschenkel)
  Begleitet von: Muskelkrämpfen (Waden, Zehen, Finger), Zusammenschnürungsgefühl in der Herzgegend und Übelkeit/Leeregefühl
  im Magen mit kurzer Besserung durch Essen, kann nicht links liegen!
- Monatliche Uteruskrämpfe

Geburt:
Geburtsstillstand trotz heftiger Wehentätigkeit (≙ falsche Wehen!) mit
Ausstrahlung des Wehenschmerzes in die Beine

Wochenbett:
Heftige Nachwehen (nach jeder Geburt!), unvermittelt plötzlich mit
schmerzhaftem Druck auf Blase und Damm/Rektum (> Druck und Ruhe!)

Hinweis:
Bei Abortus imminens häufig das 1. Mittel, wenn Krämpfe deutlich einer
(profusen) Blutung vorausgehen, häufiges Folgemittel: Caulophyllum

Safran
Familie Iridaceae
Seit Urzeiten als Gewürz und zum Gelbfärben von Speisen bekannt, aber auch als abortauslösendes und Blutung regulierendes Mittel bekannt! Bei Vergiftungen wurde hysterisches Lachen beobachtet.

Erscheinungsbild:

Wir denken an Crocus, wenn diese nervöse Frau in ihrer Stimmung rasch wechselt zwischen exaltierter Heiterkeit – hysterischem Lachen, Singen (sofort bei Musik!), Neigung zu küssen – und Schläfrigkeit, Tränenausbruch, Wut und Zorn. Bei aggressiven Erregungen wird bereits zu Beginn der Ausführung innegehalten und Reue gezeigt. Körperlich kann in der Schwangerschaft Erhitzung mit Völlegefühl und Hautrötung (bisweilen fleckförmig), Oppressionsgefühl mit Neigung zu gähnen (was erleichtert!) erscheinen, wie auch das Gegenbild von Gesichtsblässe, frieren, Schüttelfrost, eiskalten Extremitäten und Leeregefühl innerlich (nach Blutung!).

Leitsymptome:

– Blutungen (Nase, Uterus): passiv, schwarz, zäh-strähnig-klumpig, übelriechend, < geringste Bewegung!
– Hysterisch, rasche Stimmungsschwankungen
– Gefühl, als bewege sich etwas Lebendiges in kranken Regionen (Bauch, Brust)
– Neigung zu küssen, unbegrenztes Lachen!
– < im warmen Raum, morgens
– > im Freien, durch Gähnen

Anwendung:

Bei den typischen dunklen Blutungen mit sofortiger Verklumpungstendenz, mit den Stimmungsschwankungen, entweder Völlezustand mit Hitze (beginnende Blutung) oder Leerezustand mit Kälte (stattgehabte Blutung, postabort)

64

Gynäkologie:
- Eingebildete Schwangerschaft
- Menses zu früh – zu häufig – zu stark und dunkel
- Während der Menses „geiler" Genitalgeruch (!) und sexuell erregt

Schwangerschaft:
- Abortus imminens (I. Trimenon) mit typischer Blutung (< durch geringste Bewegung) mit Hitzegefühl
- Zu schmerzhafte und übermäßige Kindsbewegungen oder zu frühe eingebildete, intensive Kindsbewegungen

Geburt:
- Blutungen während/nach Wehen

Wochenbett:
- Typische Blutungen mit Kälte und Ohnmachtsneigung. Verlangen zu gähnen bei Lufthunger

Muskatnuß
Familie Myristicaceae

Beliebtes Küchengewürz wegen seiner schleimhautreizenden Wirkung. Ab 16. Jahrhundert bekannt als Mittel gegen Schwangerschaftserbrechen, Blähsucht und hysterische Ohnmacht. Bei Vergiftungen betäubter Zustand, ähnlich einem alkoholischen Delirium. Herausragendes Mittel für Probleme in der Schwangerschaft.

Erscheinungsbild:

Eher magere, nervöse, sehr frostige Frauen, die Wärme suchen (warme Anwendung, warme Räume, Bettwärme) und *während der Menses* oder *in der Schwangerschaft* in Krisen geraten, die hysterisch anmuten wegen: auffällig leichter Ohnmachtsneigung (im Stehen, bei Blutanblick, durch Erregung/Schreck, beim Stuhlgang), überwältigender Schläfrigkeit, Benommenheit und Denkschwäche, Zustände von raschem Stimmungswechsel sowie gastrointestinale Störungen (Trockenheit der Schleimhäute mit Durstlosigkeit und Blähungen nach jeder Speise!). Ihre Situation verschlimmert sich deutlich durch Kälte, kalte Speisen, Nässe und Wind, Luftzug. Die Haut ist trocken, blaß, kalt und unfähig zur Schweißbildung.

Leitsymptome:

- Schläfrigkeit, wie betäubt, wie im Traum bei Beschwerden, Gefühl zu schweben!
- Ohnmachtsneigung (plötzliche Schwäche bei geringstem Anlaß)
- Trockenheit von Haut und Schleimhäuten. Ohne Schweißbildung und ohne Durst (auch Trockenheitsgefühl bei feuchten Schleimhäuten!)
- Schwache Verdauung mit beständiger Gasbildung
- Blähsucht (nach jeder Speise!) und paralytischer Entleerungsschwäche von weichem Stuhl
- Schmerzhaftigkeit der Teile, auf denen sie liegt
- < durch kalte-feuchte Bedingungen und Wind
  < durch Erregungen und Anstrengungen
- > durch Wärme generell

Anwendung:

Eine latent hysterische Frau, deren gesamter Zustand auffällig labil *während* der Menses und der *Schwangerschaft* wird.

Gynäkologie:
- Bei Beginn der Menses wird sie schläfrig, leidet unter Mundtrockenheit, besonders im und nach dem Schlaf, und wird schwach in den Beinen (unsicherer Gang, Ohnmachtsneigung)
- Menses *unregelmäßig*, dunkel und klumpig und zu lang anhaltend
- Dysmenorrhoe mit Verschlimmerung durch feucht-kalt (z. B. nach Bad im Freien), mit Schlafsucht und Ohnmachtsneigung
- Gasbildung in der Gebärmutter/Vaginalflatus

Schwangerschaft:
- Auffällige Gemütsverschlechterung generell mit erhöhter Nervosität und Empfindlichkeit, Ohnmachtsneigung, Schläfrigkeit und Geistesschwäche, Abneigung gegen Gesellschaft
- Übelkeit und Erbrechen vor diesem o. g. Hintergrund, besonders nach kalten Speisen
- Abortus imminens bei hysterischer Gemütsstimmung mit beständiger Furcht vor Abort
- „Menses" in der Schwangerschaft
- Anhaltend dunkle klumpige Blutungen
- Typische Stuhlprobleme (weicher Stuhl, kaum zu entleeren!)
- Gegen Ende der Schwangerschaft Völlegefühl im Magen mit Schwierigkeiten beim Atmen und Beklemmungsgefühlen

Geburt:
Unregelmäßige und schwache Wehen mit schläfriger Benommenheit und Kälteempfindlichkeit

Wochenbett:
- Schläfrig und rasch erschöpft durch geringste Anstrengung
- Rückbildungsstörung mit Blähsucht und anhaltend dunklen klumpigen Blutungen

Stillen:
- Brüste zu klein, ohne Milch, zurückgezogene Brustwarzen

Kind:
Blähungskoliken sogleich nach Nahrungsaufnahme, stören den Schlaf (mit Mundtrockenheit und geringem Durst! Schläfrigkeit! Darmentleerungsschwäche! Nach Kälteeinwirkung!), > Wärmeanwendung!

67

Literaturverzeichnis Teil III

Siehe Teile I und II, ergänzt durch:

Clarke, J. H., „A dictionary of practical materia medica",
B. Jain Publishers Prt. Ltd., New Delhi (India), Reprint 1988 Band 1, 2, 3

Taylor, M. L., „Homoeopathic drug pictures", Jain Publishing Co.,
New Delhi 11 0055. First indian edition 1980

Notizen

Notizen

Notizen

Notizen